结核病与营养

结核有养，助力健康

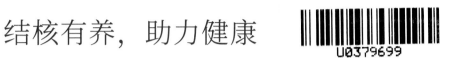

主 编 陈薇 范琳 丁芹

上海科学普及出版社

本书编辑委员会

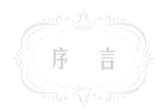

序 言

结核病是全球主要的传染病杀手，中国是结核病的高负担国家之一。2023 年全球结核病报告指出，有 220 万例结核病患者归因于营养不良。结核病与机体营养状态之间存在着双向关系，相互影响，互为因果：结核分枝杆菌的感染及各种治疗结核药物的服用会引起食欲下降、各种营养元素吸收不良及营养代谢发生改变导致消瘦；反之，营养不良可导致继发性免疫缺陷，增加人体对结核的易感性。研究表明，营养不良状态是影响成年人结核病重症患者预后及死亡的独立危险因素，利用营养干预可以更有效地预防和治疗结核病。合理的营养供给不仅是一种支持手段，也是影响疾病进程和预后的重要治疗措施。

为了响应 2035 年实现终止结核病流行的目标，维护人民群众的身体健康，提高居民对结核病及结核病营养治疗的了解，本书从认识结核病、认识营养和结核病与营养等多方面、多维度向大众普及结核病防治及结核病营养相关的知识，引导个人健康行为，提升全民健康素养，优化社会防治氛围，推动中国结核病营养治疗的普及和规范。

健康中国，营养先行。本书的撰写只是一个开端，日后我们将继续结核病的科普。在此，我们要感谢所有为本书付出辛勤努力的专家、学者，是他们的专业和热情使这本科普图书得以呈现在大家面前。

上海市肺科医院副院长
中国医促会结核病学分会主任委员

2024 年 6 月

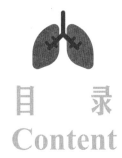

目 录
Content

第五章　特殊人群结核病患者的营养注意事项

第六章　结核病饮食误区

第七章　结核病患者的运动和心理康复

第八章 院外篇

第一章 认识结核病

一、结核病的前生今世

结核病（tuberculosis，TB）是一种古老的传染病，与人体共同生存，具有悠久的历史。在一个多世纪之前的中国，有"十痨九死"之说，当时人类克服 TB 的主要手段仅局限于充足的阳光、丰富的营养及有限的"人工气腹"等手段，导致 TB 的高发病率、高传播力及高死亡率。1882 年由德国科学家科赫发现 TB 是由结核分枝杆菌（MTB）引起的一种传染病，随后在 20 世纪中叶开始研发成功一系列抗结核药物，如链霉素、异烟肼、吡嗪酰胺、利福平等，开启了结核病"化学治疗"的全新时代，国内外的结核病都得到了有效的控制。

1995 年，世界卫生组织（WHO）宣布每年的 3 月 24 日为"世界结核病日"。

20 世纪 80 年代开始，由于人口流动、人类免疫缺陷病毒 / 获得性免疫缺陷综合征（HIV/AIDS）的流行、糖尿病等疾病发病率的上升、耐药结核病的传

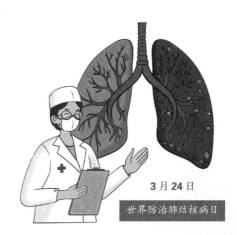

3 月 24 日
世界防治肺结核病日

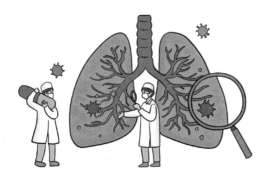

播，使 TB 疫情死灰复燃，原先广泛使用的卡介苗（BCG）不足以发挥充分预防 MTB 感染的作用。国际上从利福平问世到 2012 年期间没有全新机制的抗结核新药进入临床，因此 TB 的预防、控制、诊断及治疗的难度增加，全球更加重视对 TB 的预防。

2023 年，联合国发布了指导全球今后 15 年发展的可持续目标，其中对 TB 控制的具体目标为：到 2030 年终止结核病的流行。让全社会共同努力终止 TB 的流行。

二、中医对结核病的认识和辨证治疗

中医对结核病的认识起始于《黄帝内经》时期，当时认识到其具有传染性。隋唐时期，中医明确病位在肺，并明确了肺痨的严重传染性。宋元时期，提出采用"杀虫"治法，并强调了"痨瘵"形成的内在因素。明清时期更加深入研究肺痨的临床表现和治疗方法，并确立了"补虚杀虫"治疗原则。清朝末期至民国时期，中医开始借鉴西医认知，尝试用西药与中药联合治疗肺痨。这一发展历程体现了中医对 TB 持续深入的认识和对治疗方法的探索。

中医在 TB 的治疗中起着至关重要的作用，辨证论治是中医治病的核心原则之一。在 TB 的治疗中，中医强调根据病情的具体表现，结合患者的体质情况，使其在治疗 TB 上有着无可替代的优势。根据中医理论，结核病主要涉及肺、脾、肾三个脏腑，《中医内科学》中将肺痨的临床辨证主要分为 4 型。

1. 肺阴亏虚型

患者表现为干咳、短促的咳嗽声、带有血丝的痰、午后手足心热、少量夜汗、口干咽燥，以及胸部隐痛等症状。治疗应用滋阴润肺。

2. 阴虚火旺型

患者的症状包括咳嗽气急、黏痰、咯血、夜间盗汗或午后低热、颧红、口渴、心烦、失眠等。治疗应当滋阴降火。

3. 气阴两虚型

患者典型症状为咳嗽无力、气短声低、痰中偶带血丝。治疗应当益气养阴。

4. 阴阳两虚型

患者的主要症状包括咳嗽、喘息、少气、痰中有血、手足心热、自汗、声嘶、失音，以及面部和四肢水肿等。此类患者应当通过滋阴补阳的疗法进行治疗。

三、结核病是如何进行传播的？

TB 是由 MTB 侵犯机体形成的慢性传染病，可发生在全身多个脏器，如肠结核、肝结核、淋巴结核、肺结核、结核性胸膜炎等，其中以肺结核最为常见。MTB 除可沿支气管扩散外，还能通过血液、淋巴等途径传播到肺外组织引起肺外结核病，TB 是危害公共卫生的重大传染病之一，肺结核在我国仍然是一种常见的传染病。开放

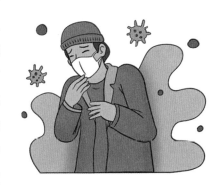

性肺结核患者的痰液是本病的主要传染源，飞沫传播是最主要的传播途径，感染量少、毒力弱的结核菌多能被人体防御功能杀灭，只有感染量多、毒力强的结核菌，在人体免疫力低下时才会发病。

四、结核病的主要症状有哪些？

TB 的临床表现随病情轻重而异，典型的肺结核多缓慢起病，病程较长。仅少数患者急剧发病，有严重毒性症状和呼吸道症状。全身毒性症状表现为午后、傍晚低热，或轻微体力劳动后即引起低热、乏力、食欲减退、体重减轻、盗汗等。当肺部病灶发生进展或播散到脑膜、胸膜、腹膜时，可有高热。大部分全身症状比较轻微，容易被忽视。

TB 的呼吸系统症状表现为咳嗽、咳痰、咯血、胸痛和呼吸困难。患者多

有干咳，若有空洞形成，则痰为脓性。约有 1/3 的患者有不同程度的咯血，痰中带血是由于炎性病灶的毛细血管扩张引起，咯血后低热持续不退者多提示有结核病灶播散。炎症波及壁层胸膜可引起相应部位的刺痛并随呼吸和咳嗽而加重。慢性重症结核病患者的呼吸功能明显减退，可出现渐进性呼吸困难，甚至发绀。当并发气胸或大量胸腔积液时，则发生急骤的呼吸困难。

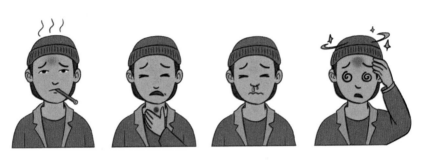

五、为什么要接种卡介苗？

卡介苗的抗原会刺激人体免疫系统，产生对卡介苗的免疫反应，这种免疫反应可使人体产生对结核菌的免疫力，从而达到预防结核病的发生。卡介苗的预防效果是比较显著的，可以预防 TB 的发生，减少 TB 的传播和降低死亡率。随着长期以来 MTB 的进化及耐药结核病在人群中的传播，卡介苗并不足以对所有的人群具有良好的预防作用，但现有的研究表明，卡介苗可对儿童具有良好的保护作用，接种后可使儿童产生对 TB 的免疫力。由于这一疫苗是由两位法国学者卡迈尔与介兰发明的，为了纪念发明者，便将这一预防 TB 的疫苗定名为"卡介苗"。

目前，世界上多数国家都已将卡介苗列为计划免疫必须接种的疫苗之一。

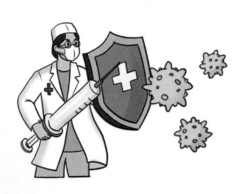

接种卡介苗的主要对象是新生儿和婴幼儿，接种后可预防发生儿童 TB，特别是能预防严重类型的 TB，如结核性脑膜炎等。接种卡介苗对儿童的健康成长大有裨益。

卡介苗接种被称为"出生第一针"，所以新生婴儿一出生就应该在产科病房接种。如果出生时没能及时接种，在1岁以内一定要到当地结核病防治所卡介苗门诊或者卫生防疫站计划免疫门诊去补种。

由于卡介苗并不能完全预防TB的发生，有些人即使接种了卡介苗也可能会患上TB。此外，卡介苗并不能治疗已患活动性结核病的患者。

卡介苗的不良反应比较少，一般只会在注射部位出现轻微的红肿和疼痛，这种不良反应一般会在几天内自行消失。但是对于一些特殊人群，如免疫功能低下的人、患有某些疾病的人等，接种卡介苗可能会引起严重的不良反应，因此这些人群需要在医生的指导下接种卡介苗。接种卡介苗仍然是一种预防TB的有效措施，可帮助人体建立对MTB的免疫力，预防TB的发生，但需要联合其他预防措施一起使用。

六、如何发现患了结核病？

目前主要有因症就诊、主动筛查及健康体检等方式发现TB。如果你有咳嗽、咳痰2周以上或咯血、血痰等症状，请到当地结核病定点医疗机构就诊筛查TB。如果你首诊单位为非结核病定点医疗机构，该机构有义务进行传染病报告并将你转诊到结核病定

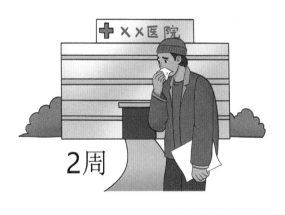

点医疗机构，同时当地疾病预防控制机构或乡镇（社区）医疗肺结核诊断和治疗卫生机构也会与你联系，督促你尽快转诊到结核病定点医疗机构就诊。结核病定点医疗机构的医生一般会让患者进行MTB病原学检查、胸部影像学、免疫学等相关检查，结合流行病学史、临床表现等特点，最后做出诊断。MTB培养阳性是TB确诊的金标准。

七、结核病只有肺结核吗？

不是。大部分TB的发生部位是肺，以肺结核的形式发病，但还有

10%~20% 发生在肺外，如脑、骨、淋巴结、腹部、皮肤等，称为肺外结核。

（一）肺结核

肺结核指结核病变发生在肺、气管、支气管和胸膜等部位，分为以下 5 种类型。

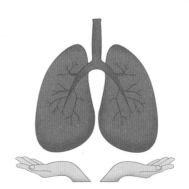

（1）原发性肺结核：包括原发综合征和胸内淋巴结结核（儿童尚包括干酪性肺炎和气管 – 支气管结核）。

（2）血行播散性肺结核：包括急性、亚急性和慢性血行播散性肺结核。

（3）继发性肺结核：包括浸润性肺结核、结核球、干酪性肺炎、慢性纤维空洞性肺结核和毁损肺等。

（4）气管 – 支气管结核：包括气管、支气管黏膜及黏膜下层的 TB。

（5）结核性胸膜炎：包括干性、渗出性胸膜炎和结核性脓胸。

按照我国传染病报告的相关规定，只有肺结核为乙类传染病，医疗机构需要在诊断后 24 h 之内进行传染病报告。气管 – 支气管结核直接与外界相通，在各型结核中传染性最强。《结核病分类》（WS 196–2017），将发生在气管 – 支气管、胸膜的结核病变纳入肺结核范畴，须按照肺结核相关要求进行登记及报告。

（二）肺外结核

肺外结核指结核病变发生在肺以外的器官和部位，如淋巴结（除外胸内淋巴结）、骨、关节、泌尿生殖系统、消化系统、中枢神经系统等部位。肺外结核按照病变器官及部位命名。

八、什么是耐药结核病？

20 世纪 50 年代初以来，抗结核化疗药物的相继问世，使 TB 的治疗发生了划时代的变化，大多数患者得以治愈。但最近 30 多年来，随着人口流动、HIV/AIDS、糖尿病、恶性肿瘤、免疫性疾病患者人群的增多，使耐药结核病在人群中出现并逐渐传播，成为 TB 控制的主要难点及挑战之一。

耐药结核病是指结核病患者感染的结核分枝杆菌（MTB）在体外药敏实

验被证实存在一种或多种抗结核药物耐药。耐药结核病患者的临床特点：治疗失败率高、治疗时间长、药品不良反应多、营养不良多。

九、耐药结核病分为哪几种类型？

耐药结核病根据耐药的特点可分为以下几种类型：

（1）单耐药结核病（MR-TB）：指MTB 对一种一线抗结核药物耐药。

（2）多耐药结核病（PDR-TB）：指MTB 对一种以上一线抗结核药物耐药（但不包括同时对异烟肼和利福平耐药）。

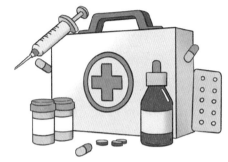

（3）耐多药结核病（MDR-TB）：指 MTB 对包括异烟肼、利福平同时耐药在内的至少两种以上的一线抗结核药物耐药。

（4）广泛耐药结核病（XDR-TB）：WHO 在 2021 年发布的最新 XDR-TB 的定义修改为，在 MDR-TB 的条件外，对 A 组抗结核药物（氟喹诺酮类、贝达喹啉或利奈唑胺）中的任何一种药物耐药。

（5）利福平耐药结核病（RR-TB）：MTB 对利福平耐药，无论对其他抗结核药物是否耐药。

（6）准广泛耐药结核病（Per-XDR-TB）：符合 MDR-TB/RR-TB 定义，同时对任意一种氟喹诺酮类药物耐药。

十、抗结核药物有哪些？

根据《中国防痨杂志》2019 年耐药结核病治疗指南建议，对利福平敏感的结核病患者抗结核药可以分为一线抗结核药和二线抗结核药。

一线抗结核药：异烟肼（INH，H）；利福平（RFP，R）；乙胺丁醇（EMB，E）；吡嗪酰胺（PZA，Z）；利福布汀（Rfb）；利福喷丁（Rft）；帕司烟肼（Pa）；大剂量异烟肼（Hh）。

二线抗结核药：左氧氟沙星（Lfx）；莫西沙星（Mfx）；链霉素（Sm，

S）；阿米卡星（Am）；卷曲霉素（Cm）；环丝氨酸（Cs）；丙硫异烟胺（Pto）/乙硫异烟胺（Eto）；特立齐酮（Trd）；对氨基水杨酸（PAS）；氯法齐明（Cfz）；利奈唑胺（Lzd）；普瑞玛尼（Pretomanid）；贝达喹啉（Bdq）；德拉马尼（Dlm）。

十一、抗结核药物的常见不良反应有哪些？

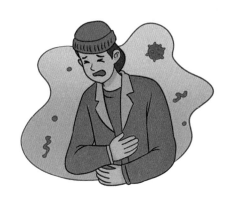

在结核病灶中存在不同的代谢菌群，这些菌群对不同的药物敏感性不同，一般采用三四种抗结核药物联合应用，且剂量大、疗程长。俗话说"是药三分毒。"抗结核药物最常见的不良反应是胃肠道不良反应，常见症状有恶心、呕吐、食欲不振、胃灼热感、上腹疼痛、腹胀、腹泻，甚至可致溃疡和出血，有的患者会出现黄疸等。其他不良反应有皮炎、耳鸣、听力减弱、耳聋、四肢麻木、蚁行感、记忆力减退、注意力不集中等。如有严重的不良反应，需要及时就医，在医生的指导下调整治疗方案，选择不良反应较小的药物或其他给药方式。

十二、为什么抗结核药物会造成肝损伤？

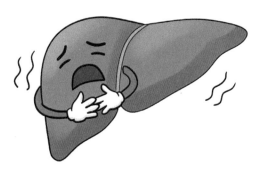

在使用抗结核药物的过程中，由于药物或其代谢产物引起的肝细胞毒性损伤或肝脏对药物及其代谢产物的变态反应所致的病理过程，有的患者表现为丙氨酸转氨酶升高，有的表现为急性肝炎，甚至发生暴发性肝细胞坏死，少数表现为慢性肝炎。肝损伤是 TB 治疗中常见的不良反应，重者可致肝衰竭，甚至危及生命，部分患者不得不中止抗结核治疗，从而影响治疗效果。

十三、得了结核病，患者会传染给家属和朋友吗？

不一定。TB 患者并非在其患病期间的任何时候都具有传染性。在 TB 发展、恶化或形成空洞时，病变中的结核菌大量繁殖，通过支气管排出体外，造成结核菌的传播，这时的 TB 患者具有传染性。但是当患者治愈后，就不再成为传染源。

只有显微镜检查发现 TB 患者痰液中有结核菌的情况下才有传染性（即所谓"涂阳"和"菌阳"的患者）。"涂阳"和"菌阳"的患者在医学上称为排菌患者，他们所罹患的结核称之为开放性结核，是 TB 的传染源。

此外，部分痰结核菌阴性 TB 患者也具有相对的传染性，其传染性比菌阳 TB 患者小得多，因为只有当痰液里的 MTB 达到一定的浓度（5 000 条／毫升）以上，才能用目前的技术检测得出阳性结果，而 MTB 数量少于 5 000 条／毫升时就是阴性。痰菌阴性并不等同于痰里没有 MTB，TB 患者通过痰菌检测出的阳性率并不高，大约占所有病例的 30%，也就是约 70% 的患者痰中检测不到 MTB。这是因为我们现有的技术还不能发现它，因此从严格意义上来说，菌阴 TB 患者也有传染性。

TB 传染性最强的时间是在刚发现时和治疗之前，所以应当重视早期发现和正确、及时地治疗。

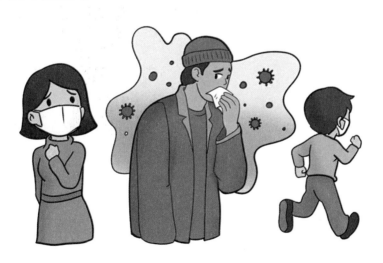

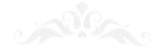

第二章 认识营养

一、什么是营养?

营养是生命的基础、健康的保障。营养的作用在于支持机体生长、维持身体结构功能及修复受损细胞组织。

俗话说"营养良好,医生种田;营养不良,仙丹无效。"可见营养的重要性。那么,人体需要通过食物摄入多少营养素才能满足每日所需?不同的营养素都有哪些功能作用呢?

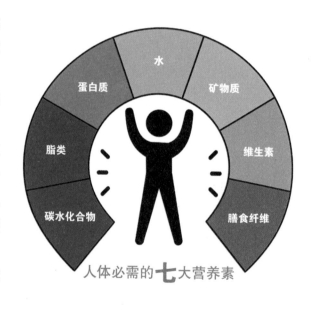

人体必需的**七**大营养素

营养素是指食物中可给人体提供能量、促进机体和组织修复以及具有生理调节功能的化学成分。人体必需的七大营养素包括碳水化合物、蛋白质、脂肪、水、维生素、矿物质、膳食纤维。

二、中国居民膳食指南

国家居民膳食指南是根据营养科学原则和当地百姓健康需要，结合当地食物生产供应情况和当地百姓健康需要、当地食物生产供应情况及人群生活实践，以政府或权威机构研究并提出的食物选择和身体活动的指导意见，合理饮食是健康的基础。《中国居民膳食指南（2022）》的八大准则分别是如何落实到生活中的呢？

准则 1：食物多样，合理搭配

核心推荐：

● 坚持谷类为主的平衡膳食模式。

● 每天的膳食应包括谷薯类、蔬菜水果、畜禽鱼蛋奶和豆类食物。

● 平均每天摄入 12 种以上食物，每周 25 种以上，合理搭配。

● 每天摄入谷类食物 200~300 g，其中包含全谷物和杂豆类 50~150 g，薯类 50~100 g。

准则 2：吃动平衡，健康体重

核心推荐：

● 各年龄段人群都应该天天进行身体活动，保持健康体重。

● 食不过量，保持能量平衡。

● 坚持日常身体活动，每周至少进行 5 天中等强度身体活动，累计 150 min 以上；主动身体活动最好每天 6 000 步。

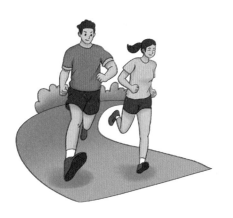

● 鼓励适当进行高强度有氧运动，加强抗阻运动，每周 2~3 天。

● 减少久坐时间，每小时起来动一动。

准则 3：多吃蔬果、奶类、全谷物、大豆

核心推荐：

● 蔬菜水果、全谷物和奶制品是平衡膳食的重要组成部分。

● **餐餐有蔬菜**，保证每天摄入不少于 300 g 的新鲜蔬菜，深色蔬菜应占 1/2。

● **天天吃水果**，保证每天摄入 200~350 g 的新鲜水果，果汁不能代替鲜果。

● 吃各种各样的奶制品，摄入量相当于每天 300 mL 以上液态奶。

● 经常吃全谷物、大豆制品，适量吃坚果。

准则 4：适量吃鱼、禽、蛋、瘦肉

核心推荐：

● 鱼、禽、蛋类和瘦肉摄入要适量，平均每天 120~200 g。

● 每周最好吃鱼 2 次或 300~500 g，蛋类 300~350 g，畜禽肉 300~500 g。

● 少吃深加工肉制品。

准则 5：少盐少油，控糖限酒

核心推荐：

● 培养清淡饮食习惯，少吃高盐和油炸食品。成年人每天摄入食盐不超过 5 g，烹调油 25~30 g。

● 控制添加糖的摄入量，每天不超过 50 g，最好控制在 25 g 以下。

● 反式脂肪酸每天摄入量不超过 2 g。

● 不喝或少喝含糖饮料。

● 儿童青少年、孕妇、乳母以及慢性病患者不应饮酒。成年人如饮酒，一天饮用的酒精量不超过 15 g。

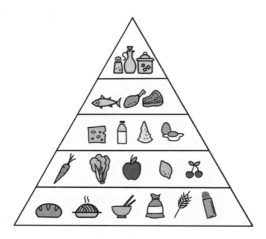

准则 6：规律进餐，足量饮水

核心推荐：

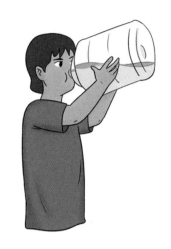

● 合理安排一日三餐，定时定量，不漏餐。每天吃早餐。

● 规律进餐、饮食适度，不暴饮暴食、不偏食挑食、不过度节食。

● 足量饮水，少量多次。在温和气候条件下，低身体活动水平成年男性每天喝水 1 700 mL，成年女性每天喝水 1 500 mL。

● 推荐喝白开水或茶水，少喝或不喝含糖饮料，不用饮料代替白开水。

准则 7：会烹会选，会看标签

核心推荐：

● 在生命的各个阶段都应做好健康膳食规划。

● 认识食物，选择新鲜的、营养素密度高的食物。

● 学会阅读食品标签，合理选择预包装食品。

● 学习烹饪、传承传统饮食，享受食物天然美味。

● 在外就餐，不忘适量与平衡。

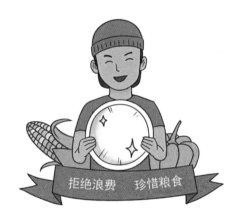

拒绝浪费　珍惜粮食

准则 8：公筷分餐，杜绝浪费

核心推荐：

● 选择新鲜卫生的食物，不食用野生动物。

● 食物制备生熟分开，熟食二次加热要热透。

● 讲究卫生，从分餐公筷做起。

● 珍惜食物，按需备餐，提倡分餐不浪费。

● 做可持续食物系统发展的践行者。

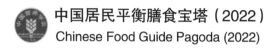

中国居民平衡膳食宝塔（2022）
Chinese Food Guide Pagoda (2022)

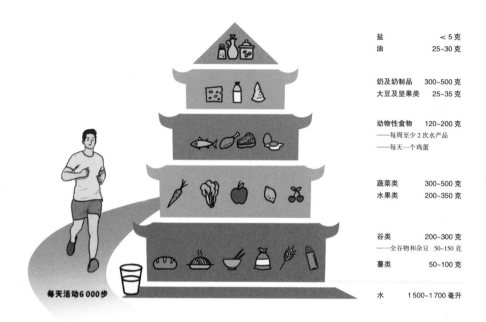

盐	＜5克
油	25~30克
奶及奶制品	300~500克
大豆及坚果类	25~35克
动物性食物	120~200克
——每周至少2次水产品	
——每天一个鸡蛋	
蔬菜类	300~500克
水果类	200~350克
谷类	200~300克
——全谷物和杂豆	50~150克
薯类	50~100克
水	1 500~1 700毫升

每天活动6 000步

三、什么是蛋白质？哪些食物富含蛋白质？

蛋白质是一切生命的物质基础。植物与动物的每一个细胞都由蛋白质构成。蛋白质既是构成组织和细胞的基础材料，又与各种形式的生命活动紧密相连。机体的新陈代谢和生理功能都依赖蛋白质的不同形式得以正常进行。

蛋白质是由氨基酸构成的。构成人体蛋白质的氨基酸有21种，其中8种氨基酸人体不能合成或合成速度不能满足身体需要，必须由食物提供的称为必需氨基酸。

（一）蛋白质的功能

蛋白质是构成人体细胞、组织、器官结构的主要物质。人体内蛋白质的含量约占体重的16%。人体细胞中除水分外，蛋白质约占细胞内物质的

80%。机体各种损伤修补、消耗性疾病的恢复、体内细胞和组织的更新等，都需要合成大量的蛋白质。有研究证实，成年人体内每日有1%~3% 的蛋白质需要更新。一个体重60 kg 的成年人，每天需要更新的蛋白质至少为96 g。

蛋白质在人体内参与多种重要生理功能。比如携带和运输氧气的血红蛋白，调节各种代谢活动和生理生化反应的蛋白类激素，参与和维持肌肉收缩的蛋白，有重要免疫作用的抗体，某些氨基酸还参与神经功能的调节。

（二）蛋白质的需要量

中国居民膳食营养素参考摄入量（DRIs）推荐成年人蛋白质的摄入量为1 g/（kg·d）。有研究认为，老年人蛋白质的摄入量在1.0~1.3 g/（kg·d）才能满足需求，因为老年人相对于中年人来说蛋白质的消化吸收和利用率都不同程度的下降，适当提高能更好满足人体需要。

（三）蛋白质的食物来源

蛋白质的食物来源可分为植物性蛋白质和动物性蛋白质两大类。

植物性蛋白质中谷类含蛋白质的8% 左右，含量虽不高，但由于是主食，所以谷类仍然是蛋白质的主要来源。豆类蛋白质含量丰富，大豆蛋白质含量高，可达35%~40%，且氨基酸组成合理，利用率较高，是植物蛋白质的较好来源。

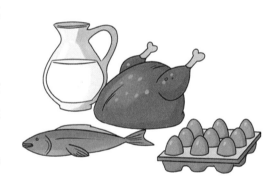

动物性蛋白质中的鱼、禽、畜肉以及蛋、奶的蛋白质含量高，氨基酸组成均衡，是优质蛋白质的重要来源。

四、什么是脂肪？哪些食物富含脂肪？

脂肪又称为甘油三酯（TG），由甘油分子和脂肪酸反应而成。

（一）脂肪的分类

根据脂肪酸的饱和程度可分为饱和脂肪酸和不饱和脂肪酸。脂肪的性质和特点主要取决于脂肪酸，不同食物中的脂肪所含有的脂肪酸种类和含量不一样。脂肪酸一般由 4~24 个碳原子组成，分为饱和脂肪酸与不饱和脂肪酸。

不饱和脂肪酸又可分为单不饱和脂肪酸和多不饱和脂肪酸。动物性脂肪如牛油、奶油、猪油含有大量的饱和脂肪酸，含量高达 40%~60%。多数植物油中含有较高的多不饱和脂肪酸，如葵花子油、豆油、玉米油、亚麻子油、紫苏油、核桃油等。常说的二十碳五烯酸（EPA）和二十碳六烯酸（DHA）就是由多不饱和脂肪酸在体内转化而来。

（二）脂肪的功能

脂肪的功能除了提供能量、维持体温和保护脏器外，还有一些重要但易被忽视的功能，如促进脂溶性维生素的吸收、提供必需脂肪酸等。脂肪是脂溶性维生素的良好载体，食物中脂溶性维生素常与脂肪并存，如动物肝脏脂肪含丰富的维生素 A，麦胚油富含维生素 E。膳食缺乏脂肪或脂肪吸收障碍时，会引起体内脂溶性维生素不足或缺乏。

必需脂肪酸包括亚油酸和 α-亚麻酸，它们都属于多不饱和脂肪酸。人体所需的必需脂肪酸不能在体内合成，只能通过食物来补充。亚油酸在体内转化为花生四烯酸（ARA），是脑、神经组织及视网膜中含量最高的脂肪酸；α-亚麻酸转化为 EPA 和 DHA，它们共同参与体内免疫、炎症、心率、血管舒缩、血脂的调节。

（三）脂肪的食物来源

含饱和脂肪酸和胆固醇较多的是动物脂肪，如猪、牛、羊肉和油、水生贝壳类、奶油、奶酪、巧克力、黄油、椰子油等。

单不饱和脂肪酸主要存在于植物中，如大豆、花生、菜籽、芝麻、玉米、鳄梨、坚果、葵花籽、橄榄、花生油等。

多不饱和脂肪酸是人体细胞膜的重要原料之一，含量较高的食品有杏仁、棉籽油、粟米油、鱼、蛋黄酱、红花油、核桃油、豆油等。

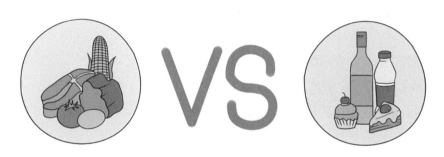

五、什么是碳水化合物？哪些食物富含碳水化合物？

碳水化合物是自然界最丰富的热量物质。碳水化合物由碳、氢、氧3种元素组成，分子式中氢和氧的比例恰好与水相同（2：1），如同碳和水的化合物，因而得名。

（一）碳水化合物的分类

碳水化合物主要分为单糖（如葡萄糖、半乳糖、果糖等）、双糖（如蔗糖、麦芽糖、乳糖等）、寡糖（如水苏糖和棉子糖等）和多糖（如糖原、纤维、淀粉等）。

（二）碳水化合物的功能

供给热量：每克葡萄糖产热16 kJ（4 kcal），人体摄入的碳水化合物在体内经消化变成葡萄糖或其他单糖参加机体代谢。我国营养专家认为，碳水化合物产热量占总热量的50%~65%为宜。平时摄入的碳水化合物主要是多糖，在米、面等主食中含量较高。

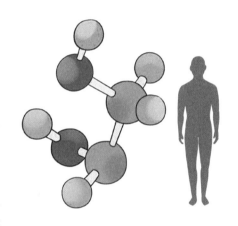

生物体结构成分：糖也是组成人体组织结构的重要成分。例如，蛋白聚糖和糖蛋白构成结缔组织、软骨和骨的基质；糖蛋白和糖脂是细胞膜的构成成分。

提供物质代谢的碳骨架：碳水化合物是机体重要的碳源，糖代谢的中间产物可以转变成其他的含碳化合物，如氨基酸、核苷酸、脂肪酸等。

提供膳食纤维：膳食纤维是一类非淀粉类多糖，是不能被人体消化吸收的碳水化合物。膳食纤维可以增强肠道功能，有利粪便排出；可以降低血糖和血胆固醇；有利于控制体重和减肥；具有防止结肠癌的作用。

（三）碳水化合物的食物来源

膳食中碳水化合物的主要来源是植物性食物，如谷类、薯类、根茎类蔬菜和豆类，另外是食用糖类。蜂蜜、白糖、红糖、米、面、大豆、马铃薯、木瓜、山药、地瓜、大枣、甜菜、葡萄、果酱等都含有碳水化合物。

六、维生素的种类和作用

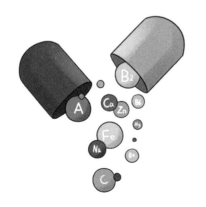

维生素是维持身体健康所必需的一类有机化合物。这类物质在体内既不是构成身体组织的原料，也不是能量的来源，而是一类调节物质，在物质代谢中起重要作用。这类物质由于体内不能合成或合成量不足，虽然需要量很少，但必须经常由食物供给。

维生素可分为脂溶性和水溶性两大类。4种脂溶性维生素：维生素 A、维生素 D、维生素 E、维生素 K。9 种水溶性维生素：维生素 B_1、维生素 B_2、维生素 B_6、维生素 B_{12}、维生素 C、泛酸、叶酸、烟酸和生物素。

1. 维生素 A

维生素 A 的作用：与视觉有关，并能维持黏膜的正常功能，调节皮肤状态。帮助人体生长和组织修补，对眼睛保健很重要，能抵御细菌以免感染，保护上皮组织健康，促进骨骼与牙齿发育。

维生素 A 缺乏：表现为夜盲症、眼球干燥、皮肤干燥。

主要食物来源：红萝卜、绿叶蔬菜、蛋黄及肝。

2. 维生素 D

维生素 D 的作用：维生素 D 在维持血钙和磷水平稳定中发挥重要作用，对骨骼正常矿化过程、肌肉收缩、神经传导以及细胞基本功能都是必需的。

维生素 D 缺乏：表现为一种骨骼疾病，在儿童称为佝偻病，成年人则称为骨质软化症和骨质疏松。

主要食物来源：人体维生素 D 的来源主要包括通过皮肤接触日光或从膳食中获得。大多数食物中不含有维生素 D，少数天然食物含有极微量的维生素 D，但是含脂肪高的海鱼、动物肝脏、蛋黄和奶油中相对较多。

3. 维生素 E

维生素 E 的作用：维生素 E 是重要的抗氧化剂，能清除体内的自由基、保护生物膜和多不饱和脂肪酸免受自由基和氧化剂的攻击。另外，对维持正常免疫功能和哺乳动物生育必不可少。

维生素 E 缺乏：维生素 E 缺乏时会导致不孕、性功能降低、皮肤粗糙等表现。

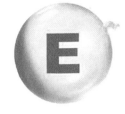

主要食物来源：植物油是人类膳食中维生素 E 的主要来源，如橄榄油、葵花籽油、玉米油、大豆油等；坚果也是维生素 E 的优质来源；蛋类、绿叶蔬菜中含有一定量的维生素 E。

4. 维生素 K

维生素 K 的作用：与血液凝固有密切关系。具有防治新生儿出血疾病、促进血液正常凝固的作用。

维生素 K 缺乏：缺乏维生素 K 时会使凝血时间延长和引起出血病症。

主要食物来源：绿色蔬菜。

5. B 族维生素

（1）维生素 B_1 的作用：强化神经系统，保证心脏正常活动，促进碳水化合物的新陈代谢，能维护神经系统健康，稳定食欲，刺激生长以及保持良好的肌肉状况。

维生素 B_1 缺乏：表现为情绪低落、胃肠不适、手脚麻木、脚气病。

主要食物来源：维生素 B_1 来源丰富，如粗粮、豆类、花生、瘦肉、动物内脏及酵母等。

（2）维生素 B_2 的作用：维生素 B_2 又叫核黄素，参与体内广泛的代谢过程，维持眼睛视力，防止白内障，维持口腔及消化道黏膜的健康。促进碳水化合物、脂肪与蛋白质的新陈代谢，并有助于形成抗体及红细胞，维持细胞呼吸。

维生素 B_2 缺乏：维生素 B_2 缺乏时会出现上火、口角炎、脂溢性皮炎等，严重时还可能引起结膜炎、眼睑炎、角膜血管增生、畏光等症状。

主要食物来源：蛋黄、河蟹、鳝鱼、紫菜、绿叶蔬菜等。

（3）维生素 B_6 的作用：其主要作用在人体的血液、肌肉、神经、皮肤等，调节中枢神经系统，维持皮肤健康。参与抗体的合成、消化系统中胃酸的制造、脂肪与蛋白质利用、维持钠钾平衡等。

维生素 B_6 缺乏：一般缺乏维生素 B_6 时会出现食欲不振、食物利用率低、体重下降、呕吐、腹泻等症状。严重缺乏会有粉刺、贫血、关节炎、小儿惊厥、忧郁、头痛、掉发等症状。

主要食物来源：维生素 B_6 在酵母菌、肝脏、谷粒、肉、鱼、蛋、豆类及花生中含量较多。

（4）维生素 B_{12} 的作用：这是一种几乎不含植物性食物的维生素，是素食者最容易缺乏的维生素。

维生素 B_{12} 缺乏：它是红细胞生成不可缺少的重要元素，如果严重缺乏，将导致恶性贫血。

主要食物来源：它主要存在于肉类、乳类及动物内脏等食物中。人体维生素 B_{12} 需求量极少，只要饮食正常就不会缺乏。

6. 维生素 C

维生素 C 的作用：维生素 C 是人体需求量最大的一种维生素，具有防止坏血病的功效，因此又被称为抗坏血酸。其主要功能是对酶系统的保护、调节和促进催化作用，同时还是一种强氧化剂，在体内能够防止过氧化作用，对心血管具有保护作用。另外，它在体内还协助铁和钙的吸收。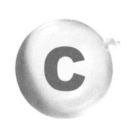

维生素 C 缺乏：缺乏维生素 C 的患者会经常感冒、发热，眼睛和皮肤容易出血，而且皮肤一旦有伤口会很难愈合。此外，缺乏维生素 C 时，机体防御能力遭到破坏，癌细胞就会异常活跃，容易引发胃癌、食管癌等癌症。

主要食物来源：富含维生素 C 的有各类新鲜水果、蔬菜，如西红柿、柠檬、猕猴桃、土豆、菜花等。

7. 泛酸

泛酸的作用：泛酸作为辅酶 A 和酰基载体蛋白的活性成分，参与脂质、碳水化合物和蛋白质的代谢。

泛酸缺乏：泛酸在动植物食物中普遍存在，因膳食因素引起的单纯泛酸缺乏十分少见。

主要食物来源：泛酸在自然界有广泛的食物来源，主要是肝、肾、蛋黄、肉类和全谷物食品。

8. 叶酸

叶酸的作用：充足的叶酸有利于降低许多疾病的发生风险，如冠心病、乳腺癌、食管癌、妊娠高血压、先兆子痫、抑郁症和阿尔茨海默病等，还能预防巨幼红细胞性贫血和胎儿神经管畸形。

叶酸缺乏：叶酸缺乏会影响正常的生理活动，首先可能导致巨幼红细胞性贫血，严重者甚至引起智力退化。其次，叶酸不足还会使孕妇先兆子痫和胎盘早剥的发生率增高，可能引起流产和胎儿神经管畸形。此外，饮食中长期缺乏叶酸也可能会增加心血管疾病和肿瘤的发生风险。

主要食物来源：酵母（干）、鸡肝、紫苋菜、绿豆、猪肝、绿苋菜、鸡毛菜、芦笋（紫）、香菜、菠菜、娃娃菜、豌豆等。

9. 烟酸

烟酸的作用：烟酸是人体所必需的维生素，每天的膳食需有一定量的补充。烟酸在体内以烟酰胺形式存在，构成辅酶Ⅰ和辅酶Ⅱ，参与体内物质的合成和能量代谢反应的调控。烟酸也是葡萄糖耐量因子的组成成分之一，维持胰岛素的正常功能。

烟酸缺乏：人体缺乏烟酸引起的典型病症叫癞皮病。此病起病缓慢，常有前驱症状，如体重减轻、疲劳乏力、记忆力差、容易兴奋、注意力不集中、失眠等，其典型症状是皮炎（dermatitis）、腹泻（diarrhea）和痴呆（dementia），俗称"三D"症状。

主要食物来源：烟酸广泛存在于食物中。肝、肾、瘦畜肉、鱼以及坚果类食物富含烟酸，乳、蛋中的含量虽然不高，但色氨酸较多，可转化为烟酸。

10. 生物素

生物素的作用：生物素在碳水化合物、蛋白质、脂肪代谢过程中发挥重要的作用。促进消化酶的合成，与食物消化过程密切相关。

生物素缺乏：长期缺乏生物素会引起头皮屑增多、容易掉发、少年白发；肤色暗沉、面色发青、皮肤炎；忧郁、失眠、易疲倦、肌肉疼痛等症状。

主要食物来源：生物素广泛存在于天然食物中，含量相对丰富的食物有谷类、坚果、蛋黄、酵母、动物内脏、豆类和某些蔬菜。

七、矿物质的种类和作用

矿物质是构成人体组织和维持正常生理活动的重要物质，如果缺乏矿物质，机体的各项新陈代谢活动将无法正常进行。

根据矿物质在人体内含量的多少，可分为常量元素和微量元素。常量元素是指人体内含量大于体重 0.01% 的矿物质，包括钙、磷、钾、钠、镁、氯、硫等。微量元素是指人体内含量小于体重 0.01% 的矿物质，包括铁、碘、锌、硒、铜、氟、铬、锰、钼等。

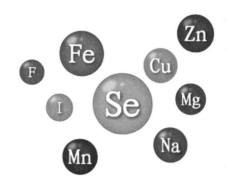

1. 钙

钙的作用：钙是构成骨骼和牙齿的主要成分；与钾、钠、镁离子共同调节神经肌肉的兴奋性；参与调节生物膜的完整性和通透性，对细胞功能的维持、酶的激活起着重要作用。

钙缺乏：缺钙可出现血钙过低，导致神经的过度兴奋，引起肌肉痉挛；儿童长期缺钙可导致骨骼钙化不良，生长迟缓，严重者出现骨骼变形和佝偻病，成年人缺钙可导致骨质疏松，跌倒后容易骨折。

主要食物来源：奶和奶制品、小虾皮、鱼、海带、大豆及豆制品、深绿色蔬菜、芝麻酱。

2. 钾

钾的作用：降低肾结石的风险，保持体内水分和电解质的平衡，降低患骨质疏松症的风险，调节神经肌肉系统，控制血压。

钾缺乏：血液中钾元素下降时可影响机体吸收营养物质，从而出现全身乏力和疲惫感。缺钾会使消化系统出现症状，如腹胀或便秘。缺钾也会影响神经功能，使得肢体出现刺痛感和麻木感，特别是双手、腿和脚。当出现严重的低血钾时可影响肺部扩张和收缩，从而造成呼吸困难。另外，低血钾也会引起心律不齐，心跳加快。

主要食物来源：蔬菜水果、瘦肉、家禽、鱼类、乳制品、豆类。

3. 镁

镁的作用：镁能激活体内 300 多种重要酶活性；镁能促进钙质充分吸收和代谢；镁元素参与骨骼构建，帮助调节血压；参与激素分泌，同时也维持心肌细胞的健康和信号传输；补充足够的镁能减少钙质从骨骼流失，维护骨骼健康，降低患骨质疏松症的风险；镁能增强胰岛素的敏感性，帮助稳定血糖，促进糖代谢。

镁缺乏：缺镁后会出现厌食、精神异常、肢体震颤等。如果严重缺镁，可能出现严重的精神障碍、遗忘，甚至出现神志不清，危及生命。镁离子是维持心电正常传导的必需物质，缺镁会造成钾离子缺失，所以低镁血症会造成心律失常，严重的会损伤心脏的功能，出现心搏骤停或者猝死。

主要食物来源：绿色蔬菜、粗粮、坚果、肉类、淀粉类食物。

4. 铁

铁的作用：参与血红蛋白和肌红蛋白的合成，维持体内氧的运送和组织呼吸的过程。

铁缺乏：缺乏铁时可影响有载氧运输功能的血红蛋白的合成，发生缺铁性贫血。缺铁还可对人体的其他系统产生影响，如神经系统缺铁，可能通过损害参加神经传导多巴胺的代谢而使儿童出现智力降低和行为障碍；肌肉缺铁，可能使肌肉代谢，特别是 α – 甘油磷酸脱氢酶的活力异常，从而使肌肉的活动能力降低。

主要食物来源：动物性食物如肝脏、瘦猪肉、牛羊肉不仅含铁丰富，而且吸收率很高，但鸡蛋和牛乳的铁吸收率较低。植物性食物中则以黄豆和小油菜、塔菜、芹菜、水芹菜、鸡毛菜、萝卜缨、荠菜、毛豆等铁的含量较高，其中大豆的铁不仅含量较高且吸收率也较高，是铁的良好来源。

5. 碘

碘的作用：碘是合成甲状腺素的成分，影响着甲状腺的代谢和稳态。

碘缺乏：缺乏碘可导致甲状腺肿大、甲状腺功能减退、精神发育迟滞，以及新生儿和婴儿的死亡率增加。

主要食物来源：海带、紫菜、鲜海鱼、海参、干贝、海蜇、淡菜、海虾。

6. 锌

锌的作用：锌是体内重要酶系统的固有金属成分或激活辅因子，在细胞分裂和细胞凋亡（程

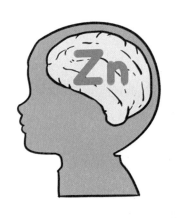

序性细胞死亡）、免疫系统应答中均有重要作用，其能显著降低腹泻和上呼吸道感染的发病率、并发症的发生率和死亡率。

锌缺乏：严重缺乏锌可导致儿童厌食、生长迟滞、性腺功能减退症、少精症、脱发、味觉障碍（味觉受损）、免疫功能障碍、夜盲症、伤口愈合受损和皮肤病变。

主要食物来源：贝壳类、红肉类、动物内脏、干酪、虾、燕麦、花生酱、干果类。

7. 硒

硒的作用：硒具有多种生物学功能，是谷胱甘肽过氧化物酶和碘甲腺原氨酸脱碘酶的组成成分，具有抗氧化和协同抗氧化的作用。另外，还有研究发现其能抑制人类免疫缺陷病毒（HIV）的复制，降低自身免疫性甲状腺炎患者的炎症反应，甚至还有预防癌症的作用。

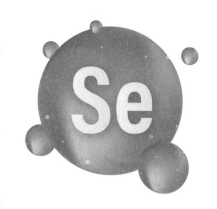

硒缺乏：缺乏硒可导致骨骼肌功能障碍和克山病，还可能导致心境障碍和免疫功能受损、大红细胞症以及牙床变白。

主要食物来源：海产品、动物内脏、海参、牡蛎、蛤蜊、猪肾。

8. 铜

铜的作用：铜是多种重要含铜酶的构成成分，其在体内参与抗氧化防护、神经递质、骨、血栓、褪黑激素的合成。

铜缺乏：缺乏铜时可发生铜缺乏性脊髓神经病、小细胞低色素性贫血。

主要食物来源：坚果、种子、鹰嘴豆、肝、牡蛎。

9. 铬

铬的作用：铬是葡萄糖耐量因子的重要组成成分，其能改善糖尿病患者的血糖，在人体的糖代谢和脂代谢中发挥特殊作用。它也作为金属酶的成分在体内的多种代谢反应中充当辅酶。

铬缺乏：缺乏铬时可引起碳水化合物、脂肪代谢紊乱等。

主要食物来源：谷类、肉类、鱼贝类、坚果类、豆类。

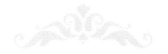

第三章　结核病与营养

一、为什么看到的结核病患者都偏瘦？

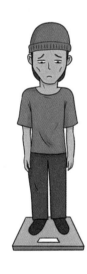

　　结核分枝杆菌（MTB）造成的细菌传染病通常影响肺部，通过活动性结核病患者的飞沫在人际传播，同时 TB 也是一种营养不良相关性疾病，其发病除了与感染 MTB 的数量有关，还与机体的免疫功能有关。机体免疫功能低下时，容易发生结核感染、结核灶恶化扩散。TB 患者中，因自身疾病与药物刺激影响胃肠功能，致营养物质摄入减少，机体合成代谢降低。MTB 在体内利用蛋白质进行代谢，造成机体分解代谢增加，体重下降，容易发生营养不良，所以看到的 TB 患者都偏瘦。

二、如何判断结核病患者有营养风险？

　　结核病患者在医生、营养师的专业指导下做营养风险筛查。通过营养风险筛查评分简表（NRS 2002 营养风险筛查）进行风险筛查的适用对象为 18 岁以上、神志清楚、对答切题者。

单位名称		科室名称	
病例号		评分日期	
病房		病床	
姓名		性别	
年龄		疾病诊断	

患者知情同意参加：（是□　　否□）

营养风险定义：饮食不平衡或摄入不足等现存的或潜在的营养因素导致患者出现不利临床结局的风险。

营养风险总评分□ = 疾病有关评分□ + 营养状态有关评分□ + 年龄评分□

> 3 分：	< 3 分：

（一）疾病有关评分：□0分　□1分　□2分　□3分
如果患者有以下疾病请在□打√，并参照营养需要量标准进行评分（无下列疾病为 0，以最高分计，不累加）

评分 1 分　营养需要量轻度增加：髋骨折□　慢性疾病有并发症□　COPD□　血液透析□　淋巴结核□　结核性胸膜炎□　肝硬化□　一般恶性肿瘤患者□　皮肤结核□　尘肺护理□　支气管内膜结核□　慢性中毒□　结核性腹膜炎□　耐药结核□　泌尿结核□　结核性脑膜炎□　盆腔结核□　骨结核□　肺结核合并糖尿病□　经支气管冷冻治疗支气管结核□　肺结核分枝杆菌肺病（NTM）□　肺结核□

评分 2 分　营养需要量中度增加：腹部大手术□　脑卒中□　重度肺炎□　血液恶性肿瘤□　肠结核□　急性中毒□　中毒性肺水肿□

评分 3 分　营养需要量重度增加：颅脑损伤□　骨髓移植□　大于 APACHE 10 分的 ICU 患者□

（二）营养状态有关评分（下面 3 项取最高分，不累加）：□0分　□1分　□2分　□3分

1. 人体测量：□0分　□1分　□2分　□3分

身高_____（M，精度到 0.5 cm）（免鞋）
实际体重_____（Kg，精度到 0.5 kg）（空腹，病房衣服，免鞋）
体重指数（BMI）_____Kg/m^2（BMI < 18.5，3 分　18.5 ≤ BMI < 20.5，2 分）
注：因严重胸水、腹水、水肿等得不到准确的 BMI 值时用白蛋白来替代（ESPEN 2006）：白蛋白 g/L（≤ 30 g/L，3 分）

2. 近期（1~3 个月）体重是否下降？（是□　否□），若体重下降≥ 5%，是在□ 3 个月内（1分）□2 个月内（2分）□1 个月内（3分）

3. 1 周内进食量是否减少？（是□　否□）
如果是，较之前减少□ 25%~50%（1分）□ 50%~75%（2分）□ 75%~100%（3分）

（三）年龄评分：□0分　□1分　超过 70 岁为 1 分，否则为 0 分。
三项相加，大于等于 3 分，您就有了营养风险。

三、为什么要进行人体成分的测定？

大量研究发现，人体成分与营养不良、肺结核、慢性阻塞性肺病、肥胖、肌少症等疾病的发生发展存在紧密的联系。TB 患者普遍存在营养不良，主要表现为肌肉群体积减小、萎缩。营养不良可以改变人体组成，其最明显的特征是体重下降。BMI 是评价营养状况非常有价值的指标，但其也有一定的局限性，

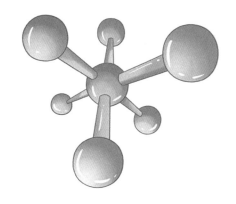

它只考虑了身高与体重的因素，不能区分瘦组织、脂肪和水分，不能判断患者是体脂肪过少还是骨骼肌消耗。生物电阻抗法（bioelectrical impedance analysis，BIA）就可以准确测定人体成分，判断患者体重下降是由脂肪组织消耗还是由瘦体组织丢失引起，还可以测量人体内水分分布的情况和能量消耗，有助于客观地判断机体的营养状况和能量消耗及早期诊断营养不良，并及时采取必要的营养干预措施，改善患者的预后。

四、哪类结核病患者需要进行营养干预？

特殊人群：

（1）儿童及青少年：有研究表明，约95% 的儿童及青少年肺结核患者不再发展而自然痊愈，小的病灶可完全吸收或纤维化，较大病灶可纤维增生包裹和钙化。但若患儿有严重营养不良或同时患有其他传染病而导致机体抵抗力低下，会增加 TB 再次活跃的风险，进而导致病变恶化。因此，改善儿童及青少年肺结核患者的营养状态对疾病的转归有着极其重要的意义，可以使患儿改善临床结局，无论是从早期的营养支持，还是从发展至后期的营养治疗均可体现。

（2）老年人：老年人大多存在不同程度的营养不良及免疫功能低下，这也是老年人易患 TB 或原有病灶恶化的原因。老年 TB 患者营养不良的主要原

因是能量需求增加。慢性感染、结核毒性症状、机体消耗增多使患者能量消耗增加。当合并肺气肿时肺的顺应性降低，气道阻力增加，呼吸肌收缩效率减低，消耗也随之增加。另外一个原因是患者摄入不足。结核毒性、抗结核药不良反应和肺气肿时膈肌下降，使胃肠容量减少；心力衰竭、缺氧、CO_2 潴留，使胃肠道淤血水肿，以及进食加重呼吸功能不全患者的呼吸负荷引起厌食等，使老年患者的营养素摄入不足。

（3）孕妇和产妇：妊娠与分娩可促进 TB 进入活动期，增加孕产妇发生妊娠高血压、肺部感染和营养不良的风险。同时 TB 孕妇孕育的胎儿发生早产和围产期死亡的风险也增加，妊娠结核是造成母婴死亡的主要原因之一。低出生体重作为婴儿发病率和死亡率的一个预测指标，在 TB 孕妇所生婴儿中更为常见。孕期 TB 的治疗越早，对母子的获益越大。

合并症患者：

（1）结核病合并糖尿病患者：近年来，临床发现糖尿病合并 TB 的发病率明显增加，日益成为大家所关注的问题。营养风险筛查发现大多数糖尿病合并 TB 患者存在营养不良。对糖尿病患者而言，营养不良不仅加重其代谢紊乱，还大大增加了并发症的发生率。对肺结核患者而言，营养不良会影响肺的通气功能，纠正营养不良利于改善患者的呼吸功能。因此，合理饮食、充足营养是 TB 合并糖尿病患者的一项基本而有效的治疗措施。

（2）结核病合并尿酸高的患者：TB 患者的高尿酸大多是药源性的高尿酸。抗结核药物吡嗪酰胺在菌体内转化为吡嗪酸发挥抗菌作用，吡嗪酸可与尿酸竞争有机酸的排泄通道，减少尿酸排泄，导致血尿酸升高。乙胺丁醇亦可与尿酸竞争性排泄，诱发高尿酸血症。这种药物不良反应的发生不利于 TB 的治疗，因此，为了减少吡嗪酰胺用药后引起的高尿酸血症，需要患者进行必要的饮食调整及营养补充，减少尿酸的生成，或促进尿酸的排泄，防止血尿酸升高过快。

（3）结核病合并肝损伤患者：TB 与肝损伤之间存在复杂的联系。首先，抗结核药物会引起肝功能受损；其次，对于在肝功能不全的基础上合并 TB 的患者，由于药物清除率下降，生物半衰期延长，则增加了抗结核药物引起肝功能损伤加重的发生。肝脏是人体最大的代谢器官，参与碳水化合物、蛋白质和脂肪三大营养物质的代谢，维生素的储存和激活，以及解毒和分解代谢废物等。无论是 TB 或肝损伤均会导致不同程度的营养不良，对存在营养不良及营养风险的 TB 患者予以合理的营养治疗，既能改善其营养状况，也能缩短感染时间、增强疗效、降低复发率。

（4）结核病合并 HIV 感染的患者：TB 患者合并 HIV 感染时，营养物质消耗增加，常出现蛋白质－热量营养不良，导致内脏蛋白和瘦体重减少，机体免疫力下降，病灶修复功能降低，严重影响疾病的治疗和预后。TB 患者合并 HIV 感染与单纯 TB 患者相比，合并 HIV 感染的患者热量消耗更高，无脂肪代谢障碍的 HIV 感染静息热量消耗增加 9%，有脂肪代谢障碍的 HIV 感染者静息热量消耗增加 15%。由于 HIV 感染者常有恶心、呕吐、腹泻、吸收不良等症状，需要在增加热量摄入的同时，适当限制膳食脂肪摄入。

（5）结核病合并手术的患者：在临床上，TB 合并手术的患者除了本身的热量消耗增加，术前和术后的禁食、手术的创伤应激及手术后的并发症，进一步增加了机体分解代谢、自身组织消耗，产生营养不良。营养不良不仅会损害机体组织、器官的生理功能，还会增加手术风险、术后并发症的发生率及病死率，从而影响患者的临床结局和生活质量。研究表明，患者在围手术期接受合理的营养支持，可以降低机体的分解代谢，减少瘦体重丢失，有助于患者的早期恢复。

（6）结核病合并肿瘤的患者：TB 在肿瘤患者中的发病率高于普通人群，研究认为可能与免疫系统受损、化疗及营养不足相关。

肿瘤患者尤其是接受放化疗及手术治疗的患者，自身免疫系统受损，更易并发 TB。多项研究发现，对肿瘤患者予以营养治疗可改善肿瘤患者的营养代谢和免疫状态，抑制炎性反应。欧洲临床营养与代谢学会（ESPEN）指南建议，上消化道肿瘤及头颈部肿瘤患者，围手术期应用营养治疗可以减少术后并发症，并缩短住院时间。

五、结核病患者怎样选择营养干预的方法？

营养干预五阶梯疗法深入人心，TB 营养不良干预的患者也应该遵循五阶梯治疗原则（下图）。首先选择营养教育，参照 ESPEN 指南建议，当干预前营养疗法不能满足患者 60% 目标能量需求 3~5 天时，应该选择上一阶梯进行营养治疗，然后依次向上一个阶梯选择口服营养补充剂（ONS）、全肠内营养（TEN）、部分肠外营养（PPN）、全肠外营养（TPN）。应在对患者充分营养教育的基础上给予饮食指导，对营养不良患者给予合理的营养治疗方式，从而改善患者的营养状况，提高机体免疫力。

```
                        ┌──────────┐
                        │   TPN    │
                   ┌────┴──────────┤
                   │   PEN+PPN     │
              ┌────┴───────────────┤
              │      TEN           │
         ┌────┴────────────────────┤
         │    饮食 +ONS            │
    ┌────┴─────────────────────────┤
    │    饮食 + 营养教育           │
    └──────────────────────────────┘
```

1. 正常饮食 + 营养教育

简单地说，就是鼓励患者均衡饮食，正常吃饭。这是所有营养不良患者首选的治疗方法，是一项经济、实用而且有效的措施。轻度营养不良的患者使用第一阶梯治疗即可能完全治愈。营养教育包括营养咨询、饮食指导及饮食调整。营养师要仔细分析营养不良的原因，了解患者的家庭、社会、文化、宗教信仰、经济状况，了解疾病的病理生理、治疗用药情况及其对饮食营养的影响，从而分析患者营养不良的原因，如经济拮据、照护不周、食物色香味问题、食欲下降、恶心、吞咽困难、消化不良、胃肠道梗阻、排便异常、治疗干扰及药物影响等，采取相应的对策。在详细了解患者营养不良的严重程度、类别及原因的基础上，提出针对性的、个体化的营养宣教、饮食指导及饮食调整建议，如调整饮食结构、增加饮食频次、优化食物加工制作、改善就餐环境等。

治疗期间良好的营养有助于维持患者的肌肉及营养储备，提高患者治疗药物的耐受性和疗效，降低感染风险，减少治疗的不良反应。营养好意味着通过摄入平衡及多样化的食物或营养制剂，获取足够的营养素，以帮助身体提高免疫力，维持细胞及器官功能。

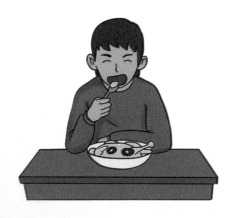

TB 患者体重下降的同时常伴随肌肉丢失，身体活动和体能状态受损，因而对营养不良的 TB 患者采取营养和运动的组合疗法进行营养治疗效果会更好。

2. 正常饮食＋口服营养补充剂

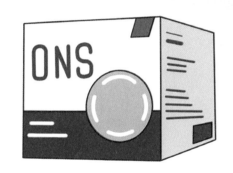

这是居家 TB 患者最多的选择。当正常饮食不能满足患者营养需要或者患者出现营养风险时，就需要在正常饮食基础上增加口服营养补充剂（ONS）。

ONS 是以增加口服营养摄入为目的，将能够提供多种宏量营养素和微量营养素的营养液体、半固体或粉剂的制剂加入饮品和食物中口服。因此，典型的要素型肠内营养（EN）制剂和整蛋白型 EN 制剂在临床实践中都可以采用 ONS 途径使用，提供患者普通饮食外的能量和营养素补充。ONS 通常用于在食物不足以满足机体需求的情况下补充摄入，ONS 属于 EN 的一个分支，其作为专用营养补充配方可以加强食物中的蛋白质、碳水化合物、脂肪、矿物质和维生素等营养素含量，提供均衡的营养素以满足机体对营养物质的需求。

3. 全肠内营养

全肠内营养（TEN）特指在完全没有进食的条件下，所有的营养素完全由肠内营养制剂提供。在饮食 +ONS 不能满足目标需要量，或者在一些完全不能饮食的条件下，如食管完全梗阻、吞咽障碍、严重胃瘫等，TEN 是理想选择。EN 指营养物质通过口服或管饲的方式进入胃肠道，被人体消化吸收提供代谢所需营养素的一种营养治疗方式。

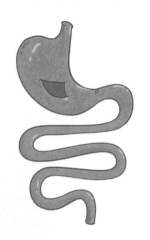

（1）肠内营养途径：主要包括口服、经鼻至胃、十二指肠或空肠置管、胃造口和空肠造瘘等。当 TB 患者在治疗过程中不能或不愿经口进食或进食量不足以满足机体需求时，若胃肠功能许可，则应考虑采用肠内营养治疗。

（2）肠内营养配方：肠内营养制剂与普通食物相比，营养均衡全面，易于消化吸收，无渣或少渣，适用于乳糖不耐受的患者。根据组成成分的不同可分为要素型、非要素型和组件型肠内营养制剂（详见下图），TB 患者可在营养师的指导下选择合适的肠内营养制剂。

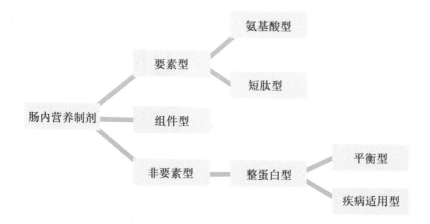

（3）肠内营养监测：肠内营养实施时为了防止相关并发症的发生，应进行实时监测以便及时调整营养方案或进行相关处理。主要包括监测胃潴留量、监测出入液体量、胃肠耐受性、导管位置以及监测患者肝肾功能和电解质水平等。

4. 部分肠内营养 + 部分肠外营养

肠外营养（PN）指患者通过静脉途径获得机体所需营养素的一种营养治疗方式。所有营养素均通过静脉途径获得营养治疗方式称全肠外营养（TPN）。

在完全肠内营养不能满足目标需要量的条件下，应该选择部分肠内营养（PEN）+ 部分肠外营养（PPN），或者说在肠内营养的基础上补充性增加肠外营养。尽管完全饮食或完全肠内营养是理想的方法，但是在临床实际工作中，PEN+PPN 是更现实的选择。

TB 患者的治疗过程中出现食欲不佳，经 EN 补充仍不能达到机体所需目标 60% 超过 3 天时，严重呕吐、腹泻的 TB 患者或肠结核患者出现完全肠梗阻时，应采用肠外营养治疗方式。

5. 全肠外营养

当 PEN+PPN 补充仍不能达到机体所需目标 60% 超过 3 天时，或出现 EN 障碍时，就要考虑进行 TPN 对患者进行营养支持。一般按照 104.5~125.4 kJ［25~30 kcal/（kg·d）］给予肠外营养热量。

（1）肠外营养途径：主要包括外周静脉导管、中央静脉导管、经外周静脉置入中央静脉导管（PICC）以及植入式静脉输液港。根据肠外营养使用时间、肠外营养液成分、患者的血管条件等选择合适的肠外营养输注途径。周围静脉适合短期应用，营养液渗透压不超过 850 mOsm；中心静脉适合患者长期使用，营养液渗透压可大于 850 mOsm。

（2）肠外营养组成：肠外营养液一般由葡萄糖、氨基酸、脂肪乳剂、电解质和维生素等组成。葡萄糖最大输注速率为 5 mg/（kg·min），经周围静脉输注时，浓度一般不超过 10%，提供所需热量的 50%~60%。一般氨基酸供给量为 0.8~1.2 g/（kg·d），如 TB 高消耗阶段时可以给予 1~2 g/（kg·d），无特殊并发症时选用氨基酸种类齐全的平衡型氨基酸。脂肪乳剂输注时应尽可能慢，含脂肪乳剂的全合一肠外营养液输注时间应不低于 16 h。输注长链脂肪乳剂时速度应控制在 0.1 g/（kg·h），输注中长链脂肪乳时速度应控制在 0.15 g/（kg·h）以内。乳糜胸患者可使用中链脂肪乳剂。肠外营养液应根据患者个体需要供给电解质与多种维生素。

（3）肠外营养输注方式：主要包括单瓶输注、多瓶串输和全合一输注。全合一输注的肠外营养液中营养成分均匀混合，采用合理的热氮比、糖脂比，有利于各种营养素的利用、减少相关并发症的发生。临床上应首选全合一的方式给予肠外营养。

（4）肠外营养监测：肠外营养输注时应严格监测患者的液体出入量水平。肠外营养给予的前 3 天每天监测血清电解质，指标稳定后每周监测 1 次。密切监测患者的血糖，糖尿病患者或糖耐量异常时，应减慢营养液的输注速度，适当给予胰岛素。定期监测患者的肝肾功能。

六、为什么结核病患者营养干预后还要进行营养监测？

营养治疗作为一种基础治疗手段，其疗效是应该评价的，也是可以评价的。营养治疗的方案、方法、途径乃至配方要根据 TB 患者的病情变化特点及时动态调整。

膳食、肠内营养与肠外营养的切换要平稳过渡，遵循 50% 的原则，即肠内营养可以满足 50% 目标需求时，可以逐步减少、停止肠外营养；膳食可以满足 50% 目标需求时，可以逐步减少、停止肠内营养。反之，不能满足 50% 目标需求时，不能减少或停止肠外营养、肠内营养。

因此，我们要根据营养监测的结果调整营养治疗的方案，把营养状况作为基本生命体征，把营养治疗作为一线治疗，最充分地发挥营养治疗的临床及卫生经济学作用。

七、常用营养监测的指标有哪些？

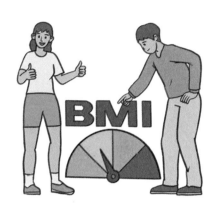

（1）体格测量：身高、体重、体重指数。

（2）皮褶厚度：通过测量皮下脂肪厚度来估计体脂含量。

（3）上臂围（MAC）：一般测量左上臂肩峰至鹰嘴连线中的点的臂围长，可以反应肌蛋白储存和消耗程度及能量代谢情况。

上臂肌围（MAMC）：是指 MAC 减去 3.14 倍肱三头肌皮褶厚度。MAMC 是反映肌蛋白含量变化的良好指标，也反映体内蛋白质的储存情况。

（4）血液学检查：

血常规：血红蛋白、白细胞、中性粒细胞绝对数。

生化指标：肝功能（γ-谷氨酰转移酶、丙氨酸转氨酶、天冬氨酸转氨酶）、肾功能（尿素氮、尿酸、肌酐）、血糖、白蛋白、前白蛋白、血脂等。

（5）免疫功能指标：CD3、CD4。

（6）矿物质（包括微量元素）：钙、铁、锌、硒等。

（7）维生素：维生素 A、维生素 B、维生素 C、维生素 D 等。

八、结核病患者每天吃多少合适？

TB 是一种慢性、高消耗性疾病，营养治疗应遵循高热量、高蛋白质、适量脂肪及丰富的维生素和矿物质的原则。供给充足热量，优质高蛋白质并补充含钙的食物，促进病灶钙化。供给丰富的维生素，减少药物的不良反应，帮助机体恢复健康，促进钙的吸收。适量补充矿物质和水分，如铁、钾、钠。注意饮食搭配，可以在改善菜肴色、香、味的同时，做到食物多样，荤素搭配，以调整膳食结构、刺激患者的食欲，增加摄食量。

（1）热量：热量应稍高于正常人，每天摄入热量146.3~209 kJ［35~50 kcal/（kg·d）］，全天总热量10 450~12 540 kJ［2 500~3 000 kcal］为宜。伴肥胖、心血管疾病者以及老年人，热量不宜过多，每天8 360 kJ（2 000 kcal）左右即可。

（2）蛋白质：蛋白质是生命的物质基础，是生命活动的主要承担者，机体所有重要的组织都需要有蛋白质的参与。蛋白质约占人体总质量的16%，主要维持人体正常的生理功能，还参与合成抗体等如白细胞、T细胞和干扰素，提高免疫力。血浆蛋白升高后结合态药物浓度提高，游离态药物浓度降低，可以有效减少药物性肝损伤。因此，优质高蛋白质饮食有利于增加患者的免疫力、促进结核病灶的修复，一般以1.5~2.0 g/（kg·d）供给，其中畜、禽、乳、蛋和豆制品优质蛋白质应占50%以上。

（3）碳水化合物：碳水化合物是机体能量的最主要来源。当碳水化合物摄入不足时，机体转而利用蛋白质或脂肪来供应能量，导致机体糖异生作用增加、脂肪被大量分解产生的酮体增加。因此应鼓励多进食，适当采用加餐的方式增加进食量。伴有糖尿病时，每天碳水化合物应控制在300 g以内，且其中应包含粗粮，控制精加工碳水化合物的量。

（4）脂肪：每天脂肪供能以占总热量20%~30%为宜，包含食物中所含的脂肪和烹调油。TB患者脾胃虚弱，消化吸收的能力低下，宜清淡饮食。肠结核患者摄入脂肪过多会加重腹泻，应控制脂肪的摄入。荤菜可选择脂肪含量较少的瘦肉或鱼禽类；为减少烹调油的使用，烹调方法可选用焖、炖、蒸、煮等方式。

（5）矿物质：结核病灶的修复需要大量钙，牛乳含钙量高且吸收好，是钙的良好来源。TB患者每天可摄取牛奶250~500 mL。此外，海带、贝类、虾皮、牡蛎等也是钙的良好来源。少量反复出血的TB患者，铁丢失增加，常伴缺铁性贫血，此时机体对铁的需要量也相应增加，膳食中应注意铁的补充，必要时可补充铁剂。动物肝脏、动物血液、瘦肉类的血红素铁含量较高，容易吸收，是膳食铁的良好来源。TB患者常伴慢性肠炎和多汗，应注意钾、钠的补充。

（6）维生素：TB患者应注意补充丰富的维生素，包括维生素A、维生素 D、维生素 C 和 B 族维生素等；维生素 B_6 可减轻异烟肼引起的不良反应；多吃新鲜蔬菜、水果、鱼、虾、动物内脏及蛋类；鼓励患者进行日光浴或户外活动以增进机体维生素 D 的合成，有利于结核病灶的钙化。

（7）饮食注意事项：TB 患者在短程化疗时，饮食可多选有滋阴退虚热的鸭蛋、鸭、银耳、甘蔗、菱、黑木耳、海蜇皮、山药等食物。膳食应少刺激性，少用或不用辛辣食物和调味品，凡辛辣生痰助火的葱、韭菜、洋葱、辣椒、胡椒等食物应不吃或少吃；禁烟禁酒，酒精能使血管扩张，加重肺结核患者的气管刺激症状，加重咳嗽和咯血，同时也会加剧药物的不良反应。对肺结核病患者的饮食还要注意烹调方法，一般以蒸、煮、焖、炖、烩等为佳，煎、炸、烤等烹调方式应少用。

九、如何选择口服营养补充剂?

口服营养补充剂（ONS）是肠内营养治疗的首选途径，是最安全、经济并符合生理的肠内营养支持方式，适合患者因药物反应或者经口饮食不能达到患者的热量目标的情况，应选择相应的特殊医学用途配方食品或者 TB 患者专用的口服营养补充剂。每天通过 ONS 给予热量 1 672~2 508 kJ（400~600 kcal），以达到 ONS 的最佳作用。

十、禁食后，开始饮食时需要注意什么?

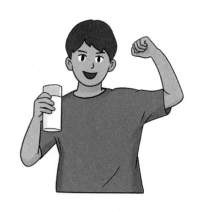

机体在经过长期饥饿或营养不良的情况下，重新摄入营养物质后易出现以低磷血症为特征的电解质代谢紊乱，对心脏、肝脏，以及呼吸系统、神经系统与肌肉系统产生不利影响，可导致临床并发症甚至死亡等不利结局。长期饥饿、禁食或严重营养不良的患者，胰岛素分泌下降伴胰岛素抵抗，分解代谢多于合成代谢，导致机体磷、钾、镁和维生素等的消耗，此时血清磷、钾、镁水平可正常。这些患者在营养治疗开始后，尤其是碳水化合物突然进入合成代谢期患者的血液中时，血糖升高、胰岛素分泌恢复正常，导致钾、磷、镁转入细胞内形成低钾血症、低磷血症和低镁血症，糖代谢和蛋白质合成增强大量消耗维生素 B_1，引起再喂养综合征，主要发生在营养治疗后的 72 h 内，主要临床症状包括低磷血症、低钾血症、低镁血症、维生素缺乏和钠潴留，其中低磷血症是再喂养综合征最突出的表现。对于禁食后需要再喂养的患者应识别再喂养综合征高风险患者（临床上一些存在营养代谢障碍的人群，在再喂养过程中容易发生再喂养综合征，如神经性厌食患者、精神障碍患者、酒精与毒品滥用者、行减肥手术或肠切除术患者、经历饥荒者、肾功能衰竭或血液透析患者、重症患者、患恶性肿瘤患者以及急诊患者），营养治疗前应检查血常规、尿常规、电解质、心电图，适当补充电解质和维生素，纠正水电解质平衡紊乱。热量补充从 418 kJ［10 kcal/（kg·d）］开始，谨慎逐步增加。如果患者有明显的再喂养综合征症状（水肿、肺或心脏衰竭或其他器官恶化），既要降低营养补充的热量，也要对高危患者进行谨慎的液体管理。另外，必须对临床症状进行适当的治疗。防治再喂养综合征的关键时间是前 72 h，如果在 72 h 内出现单纯的电解质紊乱，则需要警惕出现再喂养综合征；如果 72 h 出现临床相关的电解质紊乱（临床症状 + 电解质紊乱），则提示出现再喂养综合征。

十一、为什么结核病患者要经常晒太阳？

TB 患者在患病期间体内钙的含量显著低于健康人群。TB 患者体内钙水平较低的原因，可能是食欲不振导致的摄入量减少，也可能是病灶的钙化会消耗体内一部分的复合钙。此外，抗结核药物的使用，如异烟肼和利福平等可降低 25-（OH）-D_3 和 1,25-（OH）$_2$-D_3 的水平，增加 TB 患者体内钙的消耗。通过充足的阳光照射，有助于体内维生素 D 的合成，维生素 D 有助于钙的吸收。因此，TB 患者要经常晒太阳。

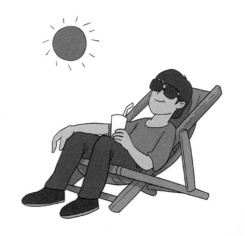

十二、为什么结核病患者常有贫血？

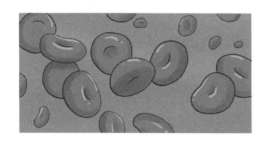

TB 患者最常见的营养不良之一是贫血。

（1）TB 患者由于多种原因导致生成血红蛋白的原料（如铁、叶酸和维生素 B_{12} 等）摄入不足或吸收减少，同时消耗或丢失增加，造成营养缺乏性贫血。其中，缺铁性贫血的发生率较高。

（2）由于药物等原因导致骨髓造血功能障碍，红细胞生成减少，造成药物性贫血。

（3）TB 患者处于慢性炎症状态，导致机体对铁离子的转运、吸收和利用发生障碍，引起缺铁性贫血。

（4）咯血等可能导致机体慢性或急性失血，造成血细胞丢失增加，导致失血性贫血。

十三、结核病患者便秘时该如何饮食？

TB 患者便秘时适宜的食物如下。

（1）白开水、淡茶水，每天 8~10 杯（1 杯 = 200 mL）。

（2）全谷类食物，如全麦馒头、燕麦、小麦胚芽、玉米、糙米、紫米、薏苡仁等。

（3）富含纤维素的蔬果，如绿叶菜、鲜豆、菌菇、木瓜、橙子、李子、西梅、无花果等。

（4）富含益生菌的酸奶，建议饭后 30 min 左右食用。

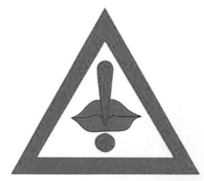

TB 患者需适当忌口的食物如下。

（1）辛辣、刺激的食物，如干红辣椒、

胡椒、花椒。

（2）可能会加重便秘的水果及坚果，如番石榴、腰果。

（3）过度产气的食物，如干豆类、豆浆、生萝卜等应限量摄入，以免引起不适。

十四、结核病患者发生腹泻时该如何进食？

（1）如果腹泻量较大，应注意补充液体，如白开水、米汤、运动饮料、蔬菜汤、淡茶水、橙汁或口服补液盐（大多数药店有售）等，确保补充腹泻中丢失的水分和电解质。每天补水 1.6~2.5 L，少量多次效果更好，温水比热饮或冷饮更容易被吸收。

（2）少食多餐：轻中度腹泻可选择半流食，如大米粥、疙瘩汤、蒸馒头、土豆泥、山药泥、鸡蛋羹、低脂酸奶、豆腐脑、肉泥丸子等，可逐渐加量，确保选择的食物不会加剧腹泻。

（3）重度腹泻时，避免生的水果和蔬菜以及易导致胀气的饮料和食物，如各种豆类、洋葱、芹菜、碳酸饮料、口香糖等。

十五、结核病患者咯血时的饮食注意事项

（1）宜食用滋阴退虚热的食物。包括黑鱼、鸭蛋、鸭、银耳、甘蔗、菱角、黑木耳、海蜇皮、山药、豆浆、香蕉、梨、西瓜等。

（2）不宜食用辛辣、生痰助火的食物。类似葱、韭菜、洋葱、辣椒、胡椒、姜、八角及油煎和干烧等食物应不吃或少吃。

（3）适合的烹调方法一般以蒸、煮、炖、汆等为佳，而煎、炸、爆、烩、炙、炒等法均不宜。

此外，可选用蒸鸡蛋羹、面粉糊、米粉糊、稠薯粉、稠藕粉、麦粉粥、薏苡仁粉粥、绿豆粉粥、茯苓粉粥、小米粥、肉泥菜末稀饭、鸡蛋菜末稀饭、肉泥菜末烂面条、鸡蛋菜末面片等。

十六、结核病患者贫血时该如何饮食？

（1）调整膳食：确诊缺铁性贫血后，可以进食富含铁的食物，以利于血红蛋白结合。通过膳食补充的铁有血红素铁和非血红素铁，其中，血红素铁仅存在于动物类食物中，如动物肝、动物血、红肉、鱼禽肉等，吸收率较高。植物性食物中的铁为非血红素铁，吸收率较血红素铁低，素食者的铁需求是非素食者的1.8倍。

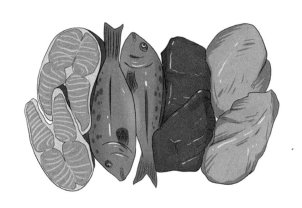

（2）注意增加富含血红素铁的动物性食物（如红肉或动物血）；每餐均吃富含维生素C的新鲜蔬果等（如柿子椒、芥蓝、花椰菜、各种绿叶菜、橙子等）；吃饭或服用铁补充剂时不要喝茶、咖啡或牛奶，以避免草酸、钙等成分影响铁的吸收。

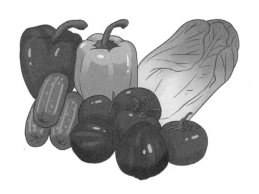

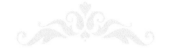

第四章 结核病合并并发症的营养须知

一、结核病合并糖尿病的营养须知

TB 是一种慢性消耗性疾病，糖尿病则是一种代谢性疾病，营养不良或血糖过高都会加重代谢紊乱，造成免疫损伤，促使 TB 的发生发展。TB 合并糖尿病患者往往会由于糖尿病的病情变化而加重结核的临床症状，或引发各种并发症，增加患者空洞率、咳血及痰菌阳性率、复发率，导致病程延长，反复发作，迁延不愈。

TB 患者的饮食治疗原则是高热量、高蛋白质、高维生素。两病在饮食治疗原则上既有差异性，也有共通性，因此 TB 合并糖尿病患者的饮食治疗应注意求同存异，合理调控。饮食治疗原则是合理控制总热量及三大营养素供能比，充足的维生素、膳食纤维、无机盐和微量元素等，少量多餐，均衡饮食。既要满足 TB 的营养需要又要控制理想的血糖水平，其中增加优质蛋白质的摄入需要贯穿 TB 的整个治疗过程。

1. 适当增加热量摄入

每天热量供给为 30~35 kcal/kg，总热量的控制在维持血糖稳定的基础上，考虑 TB 热量的高消耗性应比普通糖尿病患者有所增加。老年患者热量应比规定值减少 10% 左右，从而改善患者热量 – 蛋白质营养不良的状况。

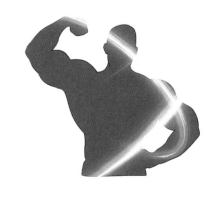

对于合并营养不良的 TB 患者，不仅不能限食，可能还需要增加营养素的摄入，如少时多餐，增加食品使用量等。同时不仅要提醒患者饮食量的变化，更要及时监测血糖。

2. 增加蛋白质的供给量

每天蛋白质供给应占总热量的 20%。肺结核患者营养不良时消耗增加，肌肉蛋白分解代谢增强，容易发生通气功能障碍，导致肺部感染增加，甚至会引起呼吸衰竭。因此，肺结核患者应给予优质高蛋白质饮食，蛋白质的供应量为 1.5~2.0 g/（kg·d）。TB 合并糖尿病患者每天 1.2~1.5 g/kg 的蛋白质，蛋白质供给应在糖尿病患者营养治疗的基础上适当增加，其中优质蛋白质应占 1/2~2/3。合并肾病的糖尿病患者的蛋白质的供应量为每天 0.8~1.0 g/kg，具体应结合患者的肾功能指标，并给予麦淀粉饮食代替主食。

3. 控制碳水化合物的量与质

（1）合理安排主食量：由于血糖波动会影响抗结核药物的疗效，因此碳水化合物应控制在总热量的 50%~55%，每天应严格控制碳水化合物 250 g 以内。

（2）选择低血糖生成指数食物：在选择主食时，应选择低血糖生成指数、未经精制加工的天然食物，如粗粮、杂粮、莜麦、燕麦、荞麦、黑米等。粗杂粮与精制米面搭配长期食用有利于血糖、血脂的控制。含膳食纤维丰富的蔬菜和藻类也可以很好地降低血糖。

（3）低血糖的预防及处理：低血糖可能危及生命，对健康的危害比高血糖要大很多倍。如果患者进食严重不足，一定要注意预防低血糖的发生。建议患者随身携带一些糖果、饼干、糕点等，出现低血糖时及时食用。

4. 控制脂肪的摄入量

脂肪的供给占总热量的 20%~30%。膳食脂肪特别是饱和脂肪酸摄入过多，不仅会导致血脂水平增高还会影响胰岛素的代谢，降低胰岛素的敏感性，引起糖耐量降低。因此 TB 合并糖尿病患者，脂肪的供给量应与糖尿病营养治疗原则中脂肪的供给量一致，占总热量的 20%~30%。肉类可选择瘦肉或鱼禽类，脂肪含量很少；为减少烹调油使用，烹调方法可选用焖、炖、蒸、煮等。做到荤素搭配适当，不要过于油腻。

5. 维生素与微量元素

维生素和微量元素缺乏会影响胰岛素的合成、分泌和活性，在热量底物代谢上也起着非常重要的作用，所以糖尿病患者应注意补充充足的维生素及微量元素。同时，维生素和微量元素对 TB 患者的重要性也一直在强调，如钙是促进结核病灶钙化的原料；铁是合成血红蛋白的重要原料；维生素 A 有利于提高机体免疫力；维生素 C 可以促进铁吸收，有利于病灶愈合和血红蛋白的合成；铬是构成人体糖耐量因子的重要组成成分，在人体糖代谢中起着启动胰岛素的作用等。因此，TB 合并糖尿病患者的饮食中应注意补充维生素与矿物质等，当出现缺乏症状时可口服相关制剂补充。

6. 注意补充膳食纤维

膳食纤维不仅能够有效地控制餐后血糖上升的幅度，改善糖耐量，还可调控脂类代谢紊乱，膳食纤维有助于降低血脂、缓解便秘、促进肠道健康。蔬菜既是膳食纤维的良好来源，又是维生素、矿物质和植物化学物的良好来源，在提供营养的同时，可以使机体产生饱腹感。因此，TB 合并糖尿病患者在进餐时，先吃蔬菜，再进食其他淀粉类或动物性食物，有利于总热量的控制及血糖波动。成年人每天的膳食纤维适宜摄入量为 35 克。

7. 饮食注意点

TB 合并糖尿病患者的血糖不易控制，水果应少吃，尽量选择低血糖生成指数的水果。用甜味剂制成的糕点、元宵、月饼等因含脂肪较高，也应少食。注意食用含铬的食物，如海产品、肉类、谷物、豆类、黑木耳等含铬较丰富。

8. 吃动平衡

合理控制饮食，适当有氧运动。适量户外活动，增加光照时间。运动可增加胰岛素敏感性，改善血糖。光照可提高体内维生素 D 的水平，增强机体免疫力。

9. 注意劳逸结合

戒烟酒，养成良好的生活习惯，保证充足睡眠，防止疲劳，保持良好的心情。

10. 饮食小贴士

禁食或者少食对两种疾病不利的食物，包括高糖、高脂类、烟酒、辛辣、油炸、过硬的食物。如少吃菠菜，因为菠菜有较多草酸，草酸可与钙螯合形成不溶于水的草酸钙导致机体钙缺乏，不利于结核病灶的愈合；少吃沙丁鱼、鳞类马丁鱼、青占鱼等，因它们的组胺含量高，容易使抗结核药物发生毒性反应；此外，菠萝含有丰富的蛋白水解酶，会使纤维组织溶解而引起结核病灶扩散致咯血等，也应避免食用。

二、结核病合并高尿酸血症的营养须知

高尿酸血症是嘌呤代谢紊乱引起的代谢性疾病。正常膳食状态下，非同日 2 次检测空腹血尿酸水平 > 420 μmol/L，即可诊断为高尿酸血症。在抗结核药物的治疗过程中，药物引起肾功能损伤，以尿酸盐晶体的沉淀和组织沉积为特征，导致炎症和组织损伤。临床表现以高尿酸血症最为常见，一般来讲，药源性高尿酸血症需要注意调整生活方式，限制外源性嘌呤的摄入，减少尿酸的来源，并增加尿酸的排泄，以降低血清尿酸水平从而减少急性发作的频率和程度，防止并发症。

2024 年 2 月 8 日，国家卫生健康委办公厅发布了《成人高尿酸血症与痛风食养指南（2024 年版）》（简称《指南》），为预防和控制我国人群高尿酸血症与痛风的发生、发展，改善高尿酸血症与痛风人群的日常膳食，提高居民营养健康水平，发展传统食养服务等提供科学指导。2024 年版《指南》对成年人高尿酸血症与痛风人群的日常食养提出 7 条原则和建议：① 食物多样，

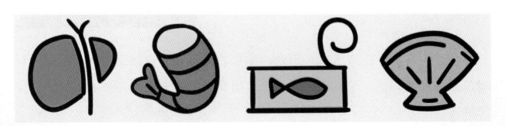

限制嘌呤；② 蔬奶充足，限制果糖；③ 足量饮水，限制饮酒；④ 科学烹饪，少食生冷；⑤ 吃动平衡，健康体重；⑥ 辨体，因人施膳；⑦ 因地因时，择膳相宜。

根据以上建议，高尿酸血症与痛风患者应坚持食物多样、均衡营养的膳食理念。

1. 水果、蔬菜

每天保证谷薯类、蔬菜和水果、畜禽鱼蛋奶、大豆和坚果摄入，食物品种每天应不少于 12 种，每周不少于 25 种。每天多食新鲜蔬菜，推荐每天摄入至少 500 g，深色蔬菜（如紫甘蓝、胡萝卜）应当占一半以上。

2. 奶制品

乳蛋白是优质蛋白质的重要来源，可以促进尿酸排泄，鼓励每天摄入 300 mL 以上或相当量的奶及奶制品。

3. 饮水

定时、规律性饮水可促进尿酸排泄。高尿酸血症与痛风患者，在心肾功能正常情况下应当足量饮水，每天建议 2 000~3 000 mL。尽量维持每天尿量大于 2 000 mL。

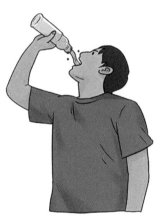

优先选用白开水，也可饮用柠檬水、淡茶、无糖咖啡及苏打水，但应避免过量饮用浓茶、浓咖啡等，避免饮用生冷饮品。

4. 吃动平衡

超重肥胖会增加高尿酸血症人群发生痛风的风险，减轻体重可显著降低血尿酸水平。超重肥胖的高尿酸血症与痛风患者应在满足每天必需营养需要的基础上，通过改善膳食结构和增加规律运动，实现热量摄入小于热量消耗；同时，避免过度节食和减重速度过快，以每周减低 0.5~1.0 kg 为宜，最终将体重控制在健康范围。

5. 限制果糖

果糖可诱发代谢异常，并引起胰岛素抵抗，具有潜在诱发尿酸水平升高的作用。应限制果糖含量较高的食品，如含糖饮料、鲜榨果汁、果葡糖浆、果脯蜜饯等。

6. 限制饮酒

饮酒会增加高尿酸血症与痛风的风险。乙醇的代谢会影响嘌呤的释放并促使尿酸生成增加，乙醇还导致血清乳酸升高，从而减少尿酸排泄。

部分酒类还含有嘌呤，通常黄酒的嘌呤含量较高，其次是啤酒。白酒的嘌呤含量虽然低，但是白酒的酒精度数较高，容易使体内乳酸堆积，抑制尿酸排泄。

因此，应限制饮酒，且急性痛风发作、药物控制不佳或慢性痛风性关节炎患者应不饮酒。

7. 少食生冷

对于高尿酸血症与痛风患者，经常食用生冷食品如冰激凌、生冷海鲜等容易损伤脾胃功能，同时可导致尿酸盐结晶析出增加，诱使痛风发作。因此，痛风患者应少吃生冷食品。

此外，合理的食物烹饪和加工方式对于高尿酸血症与痛风的预防与控制具有重要意义。少盐少油、减少调味品、清淡膳食有助于控制或降低血尿酸水平。推荐每天食盐摄入量不超过 5 g，每天烹调油不超过 25~30 g。减少油炸、煎制、卤制等烹饪方式，提倡肉类汆煮后食用，不喝荤汤。腊制、腌制或熏制的肉类，其嘌呤、盐分含量高，高尿酸血症与痛风患者不宜食用。

8. 限制嘌呤的摄入

高尿酸血症与痛风患者应坚持低嘌呤膳食，控制膳食中嘌呤含量的摄入。食物中的嘌呤可经过人体代谢生成尿酸。过高的嘌呤摄入增加尿酸的产生，易引起高尿酸血症。因此，在抗结核治疗过程中，限制高嘌呤食物的摄入有助于控制血尿酸的水平及减少痛风的发生。不同食材嘌呤含量和吸收利用率不同，高尿酸血症与痛风患者要科学选择食材，以低嘌呤膳食为主，控制膳食中的嘌呤含量。

动物内脏如肝、肾、心等，嘌呤含量普遍高于普通肉类，高尿酸血症与痛风患者应尽量避免选择。鸡蛋的蛋白、牛奶等嘌呤含量较低，可放心食用。虽然大豆嘌呤含量略高于瘦肉和鱼类，但植物性食物中的嘌呤人体利用率低，豆腐、豆干等豆制品在加工后嘌呤含量有所降低，可适量食用。

每个个体对食物的反应程度不同，有痛风发作病史的患者在遵循上述原则基础上，要尽量避免食用既往诱发痛风发作的食物。

9. 常用食物的嘌呤含量和食物选择

患者在高尿酸期或有痛风发作时尽量选择每 100 g 中嘌呤含量 < 75 mg、嘌呤含量很少或不含嘌呤的食物。

各类食物的嘌呤含量如下。

● 低嘌呤食物（0~9 mg/100 g）：不特别限制
● **中嘌呤食物（10~100 mg/100 g）：可吃，控制摄取量**
● **高嘌呤食物（100~1 000 mg/100 g）：少吃**

低嘌呤食物 （不特别限制）	中嘌呤食物 （可吃，控制摄取量）	高嘌呤食物 （少吃）
奶类： 各种乳制品（牛奶、乳酪） **蛋类：** 鸡蛋、鸭蛋、皮蛋、咸鲑鱼卵 **五谷根茎类：** 糙米、胚芽米、白米、糯米、米粉、小麦、燕麦、麦片、面线、面粉、通心粉、玉米、小米、马铃薯、地瓜、芋头、冬粉、树薯粉及藕粉 **蔬菜类：** 大部分的蔬菜（除了中、高嘌呤含量所提及的蔬菜） **各种种类水果/各种植物油、动物油及核果类** **其他：** 冰淇淋、蛋糕、饼干、汽水、巧克力、咖啡、茶、橄榄、腌渍物、爆米花、布丁、醋	**肉类：** 除高嘌呤所列肉类外，大部分的肉类属于中嘌呤食物 **鱼类：** 鳗鱼、鱼丸、竹轮、鱼板、帝王蟹、海扇、鱼贝类（大部分的鱼类） **豆类及其制品：** 豆腐、大豆、红豆、面豉酱、带荚毛豆 **蔬菜类：** 芦笋、扁豆、蘑菇、豌豆、菠菜、白花菜、花椰菜、金针菇、木耳 **其他：** 干昆布、花生以及酱油	**牛肉：** 牛肩胛肉、牛肝、牛心、牛胰 **猪肉：** 猪肝、猪心、猪胰、牛舌、猪肠、猪肩胛肉 **鸡鸭肉：** 鸡翅、鸡腿、鸡胸肉、鸡肝、鸡胗、鸡肠、鸡心、鸭肝、鹅肉、意大利香肠 **鱼类及其制品：** 沙丁鱼、鳀鱼、鲭鱼、竹英鱼、柴鱼、鲔鱼、飞鱼、鲷鱼、比目鱼、香鱼、秋刀鱼、鲑鱼、鲤鱼、小鱼干、蚌类、海扇贝、鱼卵、蟹、文蛤、牡蛎、蛤砺、蟹黄、干鱿鱼、花枝、龙虾、草虾、剑虾、章鱼 **蔬菜类：** 干香菇 **其他：** 肉汁、浓肉汤、鸡精、酵母粉

（1）嘌呤含量很少或不含嘌呤的食物：谷类食物有精白米、富强粉、玉米、精白面、通心粉、苏打饼干；蔬菜类有卷心菜、胡萝卜、芹菜、黄瓜、茄子、番茄、萝卜、土豆；各种蛋类；乳类有各种鲜奶、炼乳、奶酪、酸奶、麦乳精；各类水果及干果等。

（2）嘌呤含量较少（每 100 g 嘌呤含量 < 75 mg）的食物：芦笋、菜花、四季豆、青豆、菠菜、蘑菇、麦片、青鱼、龙虾蟹、牡蛎、麦麸、面包等。

（3）嘌呤含量较高（每 100 g 嘌呤含量为 75~150 mg）的食物：扁豆、鲤鱼、鳕鱼、鲈鱼、贝壳类水产、熏火腿、猪肉、牛肉、牛舌、小牛肉、鸡汤、鸭、鹅、鸽子、鹌鹑、兔肉、羊肉、肉汤、肝脏、黄鳝。

（4）嘌呤含量特高（每 100 g 嘌呤含量为 150~1 000 mg）的食物：胰

脏、凤尾鱼、沙丁鱼、牛肝、牛肾、脑子、肉汁、肉卤（因食物不同含量不同）。

三、结核病合并药物性肝损伤的营养须知

在使用抗结核药物的过程中，由于药物或其代谢产物引起的肝细胞毒性损伤或肝脏对药物及其代谢产物的变态反应导致患者肝损伤，饮食建议如下。

（1）热量：依据患者的活动情况，予以 30~40 kcal/（kg·d）。如急性肝病期消化道症状明显，如恶心、呕吐，可予以半流或低脂饮食，保证基本营养需求，维持水和电解质平衡。

（2）蛋白质：供给足量的优质蛋白质，可改善机体的营养状况和保证免疫水平，以利于肝细胞修复和 TB 的治疗。给予高蛋白质膳食，蛋白质 1.5~2.0 g/（kg·d），其中优质蛋白质占 50% 以上。蛋白质食物中应含多量生物价值高的蛋白质，可多选用牛奶、鸡蛋、豆制品等保护肝脏功能，也可进食适量鸡肉、鱼、牛肉及瘦猪肉等。

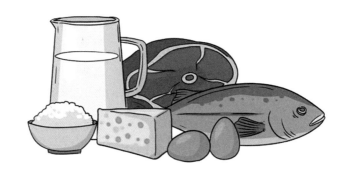

（3）脂肪：每天供给量占总热量的 20%~25% 为宜，多选用植物油，保证必需脂肪酸的供给，促进脂溶性维生素的吸收。淤胆型肝炎患者容易发生脂肪痢，可减少脂肪用量，也可使用中链甘油三酯作为烹调油。

（4）碳水化合物：每天供给量占总热量的 55%~60%。碳水化合物能促进肝脏对氨基酸的利用、增加肝糖原、增强肝细胞抗病毒能力和维护肝微粒体酶的活性。

（5）维生素：膳食中应摄入富含 B 族维生素、维生素 C、维生素 A、维

生素 D、维生素 E、维生素 K 等的食物，有利于肝细胞的修复和免疫力的提高。多食新鲜蔬菜和水果，食物中的维生素 C 及食物纤维可促进肝糖原的合成，刺激胆汁分泌，保持大便通畅，促进代谢废物排出。

（6）矿物质：保证硒和锌的摄入，有利于抗氧化、机体自由基的清除。可适当选用一些海产品，如鱼虾类、瘦肉、小麦胚芽、坚果等。

（7）忌酒及含酒精饮料、辛辣及强烈刺激的调味品、霉变食物。

（8）少食多餐：消化功能受损时每天可用 4~5 餐，减少肝脏负担。每天食盐 6 g 以下。

（9）烹调方法：采用蒸、炖、煮、烩、熬等方法，食物柔软、易消化，忌用油炸、煎和熏制品。

（10）TB 患者应建立良好的作息习惯，保持睡眠充足，避免熬夜。戒烟戒酒，因为吸烟不利于肺部病灶的恢复，酒精是造成肝损伤的重要危险因素，均不利于抗结核治疗的顺利进行。

四、结核病合并人类免疫缺陷病毒感染的营养须知

艾滋病即获得性免疫缺陷综合征，是人类免疫缺陷病毒（HIV）所导致的慢性传染病。HIV 感染合并 TB 是 HIV 与 MTB 所导致的双重感染。TB 患者合并 HIV 时，营养物质消耗增加，常出现蛋白质－热量营养不良，主要表现为低蛋白血症。合并低蛋白血症的 HIV 阳性肺结核患者较白蛋白正常的患者出现发热、咳嗽、疲劳、气促、体重下降等症状的概率高。TB 合并 HIV 患者的蛋白质合成代谢受损程度明显大于单纯的 TB 患者。通过测量发现感染 HIV 的 TB 患者的上臂肌围偏低，且与死亡率成反比，对于无症状患者，建议给予 30~40 kcal/kg 热量，其中蛋白质占总热量的 15%~20%（1.2~1.8 g/kg），脂肪占总热量的 20%~30%，控制饱和脂肪酸、胆固醇和多不饱和脂肪酸（PUFA）的摄入，避免反式

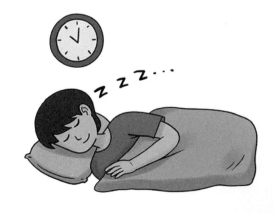

脂肪酸的摄入。对于 HIV 感染者，建议热量摄入增加到 35~50 kcal/kg，蛋白质摄入增加至 20%（1.5~2.0 g/kg），脂肪占总热量的 20%~40%，必要时增加中链脂肪酸。对于腹泻患者，可在短期内予以谷氨酰胺维持肠道黏膜完整性。

多项研究显示，HIV 感染者普遍存在缺乏维生素 A、维生素 D 等，且艾滋病的相关治疗（如基于依非韦伦的抗逆转录治疗）会引起体内维生素的水平降低，而微量元素缺乏是继发性免疫缺陷系统的常见原因。目前尚无充分证据表明常规补充多种微量元素对成年人的临床治疗和结局有益。建议 HIV 感染者依据正常居民推荐的摄入量进行微量元素补充。

五、结核病合并恶性肿瘤的营养须知

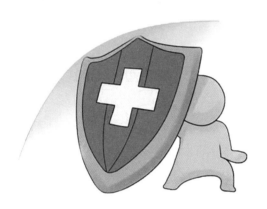

肿瘤患者营养不良的发生率高，40%~80% 的患者存在营养不良，约 20% 的患者直接死于营养不良。化疗既可以通过抗肿瘤作用从根本上改善肿瘤患者的营养不良，但又可能因其不良反应引起或加重患者的营养不良，两者之间存在密切联系。急性放射损伤是影响患者营养物质摄入和营养状况的重要因素，是患者营养不良的危险因素。

TB 在肿瘤患者中的发病率高于普通人群，研究认为可能与免疫系统受损、化疗及营养不足相关。由于存在放疗、化疗、手术等应激因素，肿瘤患者实际的能量消耗超过健康人，TB 合并肿瘤患者尤需保证足量的热量和各类营养素的摄入。营养治疗的热量至少满足患者需要量的 70%，ESPEN 指南建议肿瘤患者的热量摄入：卧床患者 20~25 kcal/（kg·d），活动患者 25~30 kcal/（kg·d）。肿瘤患者的蛋白质需要量应满足机体 100% 的需求，高蛋白质饮食对肿瘤患者有益，减少肌少症的发病率，提高生活质量。推荐每日摄入蛋白 1.2~2.0 g/kg，肿瘤恶液质患者的蛋白质总摄入量（静脉＋口服）应达到 1.8~2.0 g/（kg·d），支链氨基酸（BCAA）应达到 ≥ 0.6

（kg·d），必需氨基酸（EAA）应增加到 ≥ 1.2 g/（kg·d）。严重营养不良肿瘤患者在短期冲击营养治疗阶段，蛋白质的摄入量应增加至 2.0 g/（kg·d）。

推荐接受 EN 及 PN 治疗的化疗患者应用含有全面氨基酸种类的复方氨基酸制剂；富含支链氨基酸的氨基酸制剂被很多专家推荐使用于肿瘤患者，认为对改善肿瘤患者的肌肉减少，维护肝脏功能，平衡芳香族氨基酸，改善厌食与早饱有益，尤其对存在肝性脑病风险的患者，推荐其使用。

目前在临床研究中应用 EN 添加的与免疫调节相关的成分主要有四种：谷氨酰胺、精氨酸、核苷酸和 ω-3 PUFA。较多的研究结果显示，免疫调节配方对肿瘤患者有正面影响。给予谷氨酰胺能够明显减轻黏膜炎和腹泻的发生率；添加免疫调节成分（精氨酸、核苷酸和 ω-3 PUFA 的混合物）的 EN，有益于经受较大手术的营养不良患者；补充外源性谷氨酰胺、精氨酸能提高肿瘤组织局部化疗药物的浓度、提高正常组织谷胱甘肽（GSH）水平，从而增强化疗药物的选择性，减轻化疗带来的不良反应，并提高患者的生存率。

ω-3 PUFA 是一种长链、多不饱和脂肪酸。近期研究表明，在化疗过程中应用 ω-3 PUFA 能够降低炎症反应。

六、结核病患者行外科手术前后的营养须知

我国是耐多药和利福平耐药结核病（MDR/RR-TB）高负担国家之一。文献报道，肺切除术联合抗结核药物治疗 MDR/RR-PTB，治愈率可达 88%~92%，远高于单纯化学药物治疗 60% 的成功率。因此，在当今 MDR/RR-PTB 负担重、治疗手段少的情况下，外科治疗又成为治疗该疾病的重要手段之一。

TB 是一种长期消耗性疾病，感染导致代谢的平衡失调以及激素内环境的紊乱，改变宿主的营养状况及免疫力。营养不良又从细胞黏膜免疫系统、补体系统、黏膜免疫系统及特异性抗体数量和质量等方面影响免疫系统。营养不良和感染相互影响，形成瀑布式恶性循环。长期的营养不良合并感染，再加上手术的创伤、手术前后的禁食，会对患者的治疗和预后带来严重影响，因此适当的营养支持治疗有着重要意义。研究表明，患者在围手术期接受合理的营养支持，可以降低机体分解代谢，减少瘦体重丢失，有助于患者早期

恢复。ESPEN 指南推荐中、重度营养不良患者接受 7~14 天术前营养支持，建议必要时推迟手术时间。多项研究表明，对中、重度营养不良的患者进行营养支持，可明显减少并发症，降低病死率，缩短住院时间。围术期及手术后营养支持的指征：① 术前因中、重度营养不良而接受营养支持的患者；② 严重营养不良由于各种原因术前未进行营养支持的患者；③ 严重创伤应激、估计术后不能进食超过 7 天的患者；④ 术后出现严重并发症需长时间禁食，或存在代谢明显增加的患者。由于 TB 本身会消耗大量热量，故建议 TB 合并手术的患者每天摄入热量比普通手术患者多 10%~20%，手术患者尤其是手术创伤大的患者，体内蛋白质分解增多，急性期蛋白质的合成、必需氨基酸的需求量增加，在提供足量热量的前提下，予以 1.5~2.0/（kg·d）蛋白质，可减少机体瘦体重丢失，改善疗效。

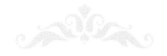

第五章 特殊人群结核病患者的营养注意事项

一、老年结核病患者的营养注意事项

老年人群的营养注意事项：

高热量、高蛋白质、高维生素，适度控制盐的摄入，少食多餐。老年疾病状态的营养治疗应以提供基本营养物质，维持机体内环境稳定为适宜。老年人由于功能降低，蛋白质的摄取必须质优量少，以免加重肾脏负担。营养治疗以维持理想体重为目标，热量给予为理想体重的 104.5~125.4 kJ［25~30 kcal/（kg·d）］；营养素供应：碳水化合物 200~250 g/d，占总热量的 50%~60%；脂肪 40~65 g/d，占总能量的 20%~30%；蛋白质 1.2~1.5 g/（kg·d），占总热量的 15%~20%。膳食纤维每日不少于 25 g 为宜；食盐每日不超过 5 g。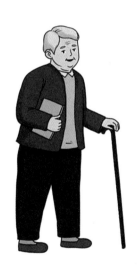

1. 供给足够的热量

TB 是一种慢性、高消耗性疾病，经常有低热或高热症状，热能消耗比正常人高，应给予高热量饮食，适当多进食，并做到饮食多样化，粗细粮合理搭配。热量给予以维持理想体重为目标，合理增加餐次，少食多餐。

2. 补充优质蛋白质

TB 患者大多消瘦、抵抗力差，病灶修复需要大量蛋白质。因此，增加优质蛋白质的摄入，有助于增加免疫力和纠正贫血。患者必须保证每天摄入足量的富含优质蛋白质的食物，如瘦肉、禽类、乳类、蛋类等，应占总蛋白质的 1/2~2/3。保证每天摄入鱼虾类 50~75 g、畜禽肉类 50~75 g、蛋类 50 g。禽肉和鱼肉不仅脂肪含量低，而且含较多的多不饱和脂肪酸，因此宜将鱼肉、禽肉作为老年人的首选荤菜类。

3. 补充维生素和矿物质

每天摄入 300~500 g 的新鲜蔬菜。维生素 C 可以帮助机体的康复，促进铁吸收；B 族维生素、维生素 C 可以减少抗结核药物的不良反应。结核病灶的修复需要大量钙，牛乳中钙含量高且吸收好，每日可摄取牛乳 350~500 mL。有咯血症状时，应适当增加铁的摄入，多吃动物血、肝脏、红肉和大枣等，必要时可补充铁剂。患者出现肠炎或多汗时，可适当补充钠、钾。

4. 多食止咳化痰、养阴润肺的食物

比如梨、白木耳、杏仁、百合、藕、莲子等。

5. 多吃蔬菜、水果和薯类

蔬菜是一类低热量食物，能为人体提供大量微量营养素和有益的植物化学物质，如维生素、矿物质、膳食纤维等，有助于预防或改善一些老年慢性疾病，如高血压、冠心病、脑卒中等。薯类更是含丰富的膳食纤维，可以预防便秘。建议老年人每天吃蔬菜 500 g，最好深浅色蔬菜约占一半；水果 200~400 g。保证每天有 3~5 种蔬菜，吃 2~3 种水果。

6. 减少烹调用油，吃清淡少盐膳食

烹调油摄入量每日不要超过 25 mL，老年 TB 患者的消化系统、肾脏、心脏等有明显的退行性变化，不宜多吃咸食，烹调用食盐每日应控制在 5 g，其中包括酱油、咸菜、味精等高钠食品中的盐。总的说来，饮食应清淡、易消化，以少食多餐为宜。不要偏食，做到食物多样化，荤素搭配。烹调方法一般以蒸、煮、烩、炖为佳，煎、炸、爆炒等法均不宜。特别要注重忌口，禁烟禁酒，对辛辣之品和生痰助火的小茴香、桂皮、八角、胡椒、葱、姜、辣椒、羊肉，以及烟熏和烧烤等食品应不吃或少吃。

7. 饮食安排要合理，食物要松软易消化

根据平衡膳食的要求，根据个人情况安排一日三餐，进食时间规律，以三餐为主，定时定量进餐，酌情加餐。选择易消化的食物，进食细嚼慢咽，不宜饥一顿饱一餐。不偏食、不暴饮暴食。适当选择健康的零食，可提供一定的热量和营养素。合理的食材选择及烹饪方式有利于老年人的消化吸收。

8. 吃新鲜卫生的食物

老年 TB 患者的免疫功能差，摄入被污染的食物易引起胃肠道的不良反应，因此，要注意购买新鲜卫生的食品，应重营养、重质量，而不应重价格。在烹调过程中，注意保持食物加工环境卫生、个人卫生、餐具及时消毒、生熟分开，避免交叉污染。

9. 坚持日常身体活动

每周至少进行 5 天中等强度的身体活动，累计 150 min 以上；主动身体活动最好每天 6 000 步。

二、青少年结核病患者的营养注意事项

青少年人群的营养注意事项：

1. 热量

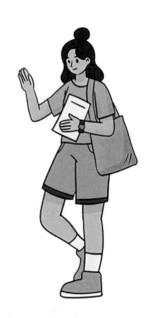

由于青少年的体内合成代谢旺盛，脑力、体力活动较多，所需热量应相对高于正常成年人，且 TB 期间，机体处于高消耗状态，应供给充足热量，以保证机体正常生长发育的需要。因此，热量可按照 40~50 kcal/（kg·d）供给。控制糖的摄入量，每天不超过 50 g，最好控制在 25 g 以下。不喝或少喝含糖饮料。

2. 蛋白质

蛋白质供能应占全天总热量的 15%~20%，其中优质蛋白质应占 50% 以上。优质的高蛋白质饮食有利于结核病灶的修复，可按照 1.5~2.0 g/（kg·d）供给，畜、乳制品、蛋和豆制品等属于优质蛋白质。

3. 脂肪

每日脂肪供能以 20%~30% 为宜，饮食应清淡，肉类可选择瘦肉或鱼禽类，脂肪含量很少；为减少烹调油的使用，烹调方法可选用焖、炖、蒸、煮等。反式脂肪酸每日摄入量不超过 2 g。

4. 微量元素、维生素

青少年 TB 患者应注意多补充维生素与矿物质。每日饮食中应含有 3 种以上的新鲜蔬菜，其中一半以上为深色蔬菜，适量提供藻类；每日至少吃 1 种新鲜水果，以保证维生素的摄入。富含钙的食物主要有奶制品、虾皮、海带、芝麻酱等。富含铁的食物主要有动物肝脏、瘦肉、动物血、深色蔬菜等。当日常食物提供的营养素不能满足青少年 TB 患者的需求时，应使用相关营养素补充制剂如钙制剂、铁制剂等，或营养素强化食物如强化面粉、大米等。

5. 餐次安排

早餐、午餐、晚餐提供的热量和营养素应分别占全天总量的 25%~30%、35%~40%、30%~35%。三餐时间安排以早餐 6：30—8：30、午餐 11：30—13：30、晚餐 17：30—19：30 进行为宜，可进行适当的加餐获得足够的热量和蛋白质补充，以达到或维持理想体重。

6. 食物多样，同类互换

在满足青少年生长发育所需的热量和营养素的基础上，对照食物交换份表进行食物互换，做到食物多样、种类齐全、营养素互补。同类互换如鱼、虾和蟹等可以互换，大豆或大豆制品如黄豆、豆腐、豆腐干、腐竹、豆腐脑等可以互换。不同类互换如蛋类与肉类之间也可以互换。优先选择水产类或禽类；畜肉以精瘦肉为主。每日饮用 350~500 mL 牛奶或食用相当量的奶制品。

7. 饮食清淡

每日烹调油用量 25~30 g；控制食盐摄入量，每日食盐不超过 5 g，其中包括调味料和其他食物中的食盐。

三、儿童结核病患者的营养注意事项

儿童人群的营养注意事项：

1. 定期监测儿童结核病患者的营养状况

WHO 建议，身高、体重及上臂围可作为评估儿童营养状况的指标。5 岁以下儿童，推荐使用身高别体重或身长别体重的 Z 评分；5~19 岁的儿童和青少年，推荐使用性别和年龄别 BMI 的 Z 评分。此外，皮褶厚度也可作为监测儿童 TB 患者营养状况的指标。

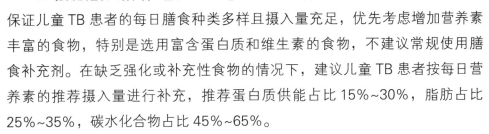

2. 儿童结核病患者产能营养素的补充

TB 强化治疗期间，首先应注意合理的营养和休息，保证儿童 TB 患者的每日膳食种类多样且摄入量充足，优先考虑增加营养素丰富的食物，特别是选用富含蛋白质和维生素的食物，不建议常规使用膳食补充剂。在缺乏强化或补充性食物的情况下，建议儿童 TB 患者按每日营养素的推荐摄入量进行补充，推荐蛋白质供能占比 15%~30%，脂肪占比 25%~35%，碳水化合物占比 45%~65%。

3. 儿童结核病患者微量营养素的补充

微量营养素（维生素和矿物质）尽管在体内消耗量少，但同样也是代谢过程所必需的。儿童补充维生素 A 可能有助于降低可溶性 CD30 的水平，并向防治 TB 很重要的 Th 1 型反应转变。

异烟肼对维生素 B_6 代谢有不良影响，能够阻断维生素 B_6 的磷酸化并增加尿液中维生素 B_6 的清除。因此，对饮食中 B 族维生素摄入量低的儿童，建议在接受异烟肼治疗的同时，考虑补充维生素。

4. 儿童活动性结核病合并严重急性营养不良的营养建议

患有严重急性营养不良的患儿应在整个治疗期间维生素 A 按每日推荐摄入量 5 000 U 给予。维生素 A 的补充可以作为治疗性食物的组成部分，也可以作为多种微量营养素配方的一部分。研究认为，在严重急性营养不良的患儿住院期间，与入院第一日接受单次大剂量维生素 A（1 岁以下儿童为 10 万 U；1 岁及以上儿童为 20 万 U）补充相比，每日低剂量（5 000 U）补充维生素 A 能更有效地降低水肿儿童的死亡率、严重腹泻的发生率和呼吸道感染的发生率。

对于已经强化维生素 A 食疗超过推荐维生素 A 摄入量的严重急性营养不良的患儿，尤其是伴有水肿或肝功能障碍者，不建议额外补充大剂量维生素 A。除非患儿的眼睛有维生素 A 缺乏的迹象，或者最近患过麻疹或腹泻，否则没有明确理由给予单一的高剂量维生素 A 补充剂。此外，对处于高度过敏状态的患儿，应及时用钙剂脱敏和大量维生素 C 辅助治疗。

5. 儿童活动性结核病合并中度营养不良的营养建议

WHO 建议，患有活动性 TB 合并中度营养不良的患儿，在 TB 治疗期间如出现持续体重下降或抗结核治疗 2 个月后 BMI 仍未恢复到正常范围内，应进行治疗依从性评价和营养评估，必要时提供营养丰富或强化营养素补充的食品。

6. 监测、改善结核病家庭接触儿童的营养状况

考虑到接触范围和接触频率，TB 患儿通常由其家庭中的 TB 患者直接感染所致。幼儿的免疫系统相对不成熟，当家庭中出现阳性病例时，他们尤其容易受到伤害，而营养不良更是增加了他们由家庭接触者发展成为活动性 TB 的风险。

在唯一一项对 TB 家庭接触者进行的营养干预研究中，仅接受营养建议的家庭接触者患活动性 TB 的风险是那些接受维生素、矿物质补充以及营养建议者的 6 倍。改善 TB 家庭接触者的营养状况，特别是 10 岁以下儿童的营养状况，可能会降低接触者发展为活动性疾病的风险。

三、孕妇及产后结核病的营养注意事项

1. 营养风险筛查

对住院患者进行 NRS 2002 筛查结果显示，具有营养风险的患者通过营养治疗可改善临床结局，包括降低感染性并发症的发生率、提高活动能力、缩短住院时间和降低再住院率等。因此，需对确诊 TB 的住院孕妇和产妇同样进行营养风险筛查。

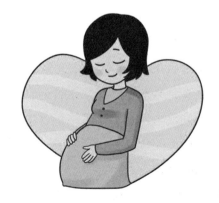

2. 营养治疗前进行营养评估

TB 孕妇和产妇的营养评估包括膳食调查、体格测量、临床检测及实验室检查 4 个方面。低 BMI 是营养健康受损的一个普遍标志，在发展中国家，低 BMI 在 TB 患者中十分普遍。此外，上臂

围也是孕妇体格测量的主要指标之一。一旦诊断为营养不良，还需对 TB 孕妇和产妇进一步进行膳食评估。

3. 提供营养丰富的食物或营养强化食品

孕妇和产妇应增加热量和蛋白质摄入以保证合理的增重及孕期蛋白质增加的需求。患有活动性 TB 且中度营养不良的孕妇，应注意摄取营养丰富的食物或强化营养素食品，以实现妊娠中晚期平均每周体重增加至少 300 g 的目标。

4. 患有活动性结核病的孕妇应补充微量营养素

无论是否存在 TB，母亲在怀孕期间和产后对微量营养素的需求会比怀孕前高出 25%~50%。针对活动性 TB 孕妇和产妇，建议补充多种微量营养素，包括铁、叶酸、其他矿物质和维生素。

异烟肼治疗的孕妇和产妇可补充维生素 B_6 以预防并发症的发生，建议所有服用异烟肼的怀孕或哺乳妇女每日补充维生素 B_6 25 mg。应注意，复合维生素制剂中维生素 B_6 的含量往往低于这一推荐量，因此，单独依靠复合维生素制剂不能满足需求。

研究发现，患有 TB 的孕妇发生先兆子娴的风险更高。遵循 WHO 的营养规定，在日常钙摄入量偏低的孕妇中，建议将钙补充剂作为产前护理的一部分以预防孕妇特别是具有高血压风险的孕妇发生先兆子娴。每日补充 1.5~2.0 g 钙可有效降低妊娠高血压、子痫前期和早产的发生风险。

WHO 建议，在贫血高发地区，无论孕妇和产妇体内铁的营养状况如何，都应向患 TB 的孕妇和产妇提供营养护理和支持，注意在妊娠期间补充叶酸。在 TB 和（或）艾滋病流行率高的地区，建议孕妇和产妇补充多种微量营养素补充剂，而不是仅提供铁和叶酸。但要注意的是，TB 孕妇和产妇合并中度营养不良时如果正在接受强化补充食品，应考虑到该食品中微量营养素的含量，避免微量营养素的过度补充。

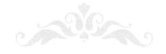

第六章　结核病饮食误区

一、有超级抗结核食物吗？

　　没有任何证据表明单独的某种食物可以治愈或预防疾病。饮食的主要目的是帮助我们促进健康而非治疗疾病。食物中含有成千上万种营养成分，最健康的饮食模式应是一个整体方案，而不是单一的食物或膳食补充剂。很多患者在发现 TB 之后，会大量食用某种超级抗结核食物，如无花果、大蒜、木瓜等，想通过这种方法达到控制 TB 的目的。然而，真正的超级抗结核食物根本不存在，这种做法很可能导致饮食营养失衡反而得不偿失。关注膳食结构对预防 TB 确实有效，比如在平衡膳食的基础上食用大量且品种多样的蔬果，而并非某种特定的蔬果。要想降低患 TB 的风险，最好将重点放在养成长期健康的饮食生活习惯上，如平衡膳食、禁烟限酒、坚持运动、将体重控制在正常范围内等。

二、结核病患者能吃发物吗？

　　常常有患者对所谓的发物心存芥蒂，不乏过分忌口而导致营养不良的案例。然而，发物到底是什么？其实翻遍中医典籍也找不到统一的定义。一般认为，发物指易诱发某些疾病或加重已发疾病的食物，而一些比较公认的发物包括虾、蟹、无鳞鱼以及一些刺激性食物等，多与过敏性疾病及疮疡肿毒有关。但是 TB 本身既非过敏性疾病，也

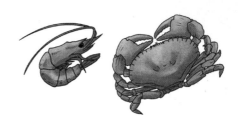

非传统意义上的疮疡肿毒。因此，发物能否套用到 TB 上仍须探讨。此外，发物多数富含蛋白质和矿物质，能为 TB 患者提供每日所需的优质蛋白质、铁和锌等营养素，不仅可以增加机体的免疫力和抗病能力，也为 TB 患者白细胞的再生提供原料。因此，从科学角度出发，除食物过敏、不耐受或正在服用的药物需要遵医嘱忌口外，不提倡过分忌口，以免影响营养均衡。多数 TB 患者需要限制的食物有加工肉、含糖饮料及酒精饮料、高温油炸、明火烧烤、盐腌制的食物等。至于所谓的发物，只要摄入适量，身体无过敏等不适，则无需过分忌口。但这里还有一点需要明确，无鳞鱼、青皮红肉海鱼、不新鲜的水产品等含大量的组氨酸，组氨酸在人体肝脏内能转化成组胺，再由单胺氧化酶予以氧化灭活，而抗结核药异烟肼可抑制人体组织内的单胺氧化酶，从而造成组胺在人体内大量蓄积，使人产生过敏反应，轻者头痛、恶心、皮肤潮红、瘙痒、眼睛充血，重者出现心悸、口唇及面部麻胀、皮疹、腹痛、腹泻、呼吸困难等，食用上需要特别注意。

三、摄入蛋白质越高越好吗？

不是的。TB 患者处于应激状态，常出现蛋白质 – 热量营养不良，对蛋白质的需求高于常人。但是长期的高蛋白质饮食也会导致胰岛素敏感度下降、尿钙排泄量增加、肾小球滤过率增加、血浆谷氨酸浓度下降等代谢变化。综合各种文献，建议 TB 患者每天蛋白质的摄入量在 1.2~2 g/kg，并增加钙和维生素 A 的摄入。

四、结核病患者能吃海鲜吗？

TB 患者是否能吃海鲜，需要根据具体情况来定。TB 属于一种慢性疾病，

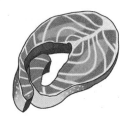

需要长期服用药物，所以建议患者在服用药物期间最好不要食用海鲜，特别是青皮红肉鱼类，如三文鱼、沙丁鱼、鲅鱼等，这些鱼富含组氨酸，服药期间食用可能会引起组胺中毒出现过敏反应。但是 TB 同时也是一种消耗性疾病，患者大多存在营养风险，对营养的需要也是迫切的，海鲜本身属于营养丰富的食品，其中的优质蛋白质对慢性消耗性疾病也有一定的益处。如果患者病情逐渐好转，出现减药或停药的现象，还是可以适当吃一些海鲜加强营养，以助病情恢复。TB 患者平时在其他饮食方面也要多加注意，在摄取高蛋白质、高糖、高脂肪等营养物质的同时，也要禁烟禁酒，少吃辛辣刺激性食物。

五、有机食品比普通食品更健康吗？

有机食品是指按照有机农业的生产方式生产和加工的产品，并通过国家认证机构认证的一切农副产品及其加工品。人们选择有机食品的原因很多，然而目前并没有研究显示有机食品和普通食品的营养成分有明显差异，以及有机食品比普通食品更有助于降低 TB 的风险。因此，尽管有机食品可能更加安全，但是一些标注有机食品，如有机饼干、有机薯片等零食，其热量、脂肪、碳水化合物的量和普通食品完全相同。因此，不能仅仅因为标注"有机"就被认为是"健康食品"。

六、结核病患者能胡吃海喝吗？

TB 虽然是一种慢性消耗性疾病，比正常人需要更高的营养需求，但是并不意味着能胡吃海喝。胡吃海喝会加重胃肠道、肝肾负担，也容易引起过敏反应等，不利于 TB 康复。

七、加强营养是多吃主食吗？

碳水化合物是人体最主要的热量物质。主食又是碳水化合物最重要的来源。TB患者适当增加主食的摄入量，有助于增加热量摄入。但是营养不仅仅只是碳水化合物，还包括蛋白质、维生素、脂类、矿物质等，也需要一并加强。所以加强营养不仅仅是多吃主食，还需要增加其他类食物的摄入。

八、哪些食物不能与抗结核药物同服？

以下7种食物不能与抗结核药物同服。

1. 富含酪胺的食物

如牛奶、乳制品、蚕豆、豆制品、菠萝、番茄、巧克力、香蕉、腌肉、腌鱼、牛肉、肝脏、酵母、酱油、葡萄酒、甜酒、牛油果等。因为正常情况下酪胺可以被肝脏产生的单胺氧化酶分解，但异烟肼能抑制单胺氧化酶的生成，引起酪胺在体内大量聚集，从而引起交感神经兴奋，使肾上腺素、去甲肾上腺素大量释放，导致血压升高、剧烈头痛、呕吐、心悸等不良反应，严重时甚至可致脑出血。

2. 富含组氨酸的食物

如海鱼，尤其是不新鲜的海鱼。组氨酸可在人体内转化为组胺，由于异烟肼对单胺氧化酶的抑制作用，导致组胺的氧化灭活过程受阻，组胺中毒可致局部或全身毛细血管扩张、通透性增强、支气管收缩等过敏反应。主要表现为脸红、头晕、头痛、心慌、脉速、胸闷和呼吸窘迫等症状，部分患者甚至可出现眼结膜充血、瞳孔散大、视物模糊、颜面水肿、口和舌及四肢发麻、恶心、呕吐腹泻、应激性溃疡、荨麻疹、全身潮红、血压下降，严重者可致死亡。

3. 富含乳糖的食物

如牛奶、冰淇淋、奶油、沙拉酱、饼干等。乳糖可以阻碍异烟肼在肠道的吸收，影响疗效。

4. 富含碘的食物

如海带、紫菜、海藻等。碘能在胃肠道内与异烟肼发生氧化反应，导致异烟肼的抗菌作用减低。

5. 富含多价阳离子金属盐的食物

如牡蛎、磁石等中药，这类食物能与异烟肼在胃肠道内形成螯合物，影响异烟肼的吸收。

6. 酒类

乙醇可加速异烟肼在体内的代谢，降低疗效，并可能诱发肝毒性反应。

7. 茄子

茄子与异烟肼同服易产生过敏反应。不宜与利福平同服的食物有牛奶、豆浆、茶水、酒类等，上述食物可导致利福平的吸收障碍，以致降低疗效。

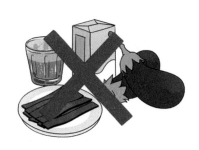

可能有人要问："这么多有营养的食物都不能食用，那结核病患者的营养又该如何保障呢？"其实，这些影响药物吸收的食物只要与服药时间间隔 2 h 以上就不会相互影响了，这也是抗结核药物通常要求空腹服用的原因。而富含酪胺及组氨酸的食物则至少要等到停服异烟肼 2 周以上才可食用，因为异烟肼抑制肝脏生成单胺氧化酶的作用通常可达到 2 周左右。

九、保健品和特医食品的区别

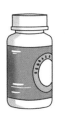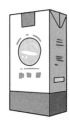

【保健品 VS 特医食品】

保健品和特医食品的主要区别有以下 3 点。

第一，二者的生产目的不同。特医食品是以提供热量和营养支持为目的，为满足特定人群对于营养素和膳食的特殊需求而研制，可单独食用或与其他食品配合食用；而保健食品是以调节机体功能为目的，具有保健功能而非提供营养成分。

第二，二者所针对的目标人群不同。特医食品适用于有特殊医学状况、对营养素有特别需求的人群，其形态更接近于普通食品，充分考虑了饮食和使用的依从性；保健食品根据原料和保健功能的不同具有特定的适宜人群，如免疫力低下的中老年人、需要补充维生素的人群等，他们的症状不同，因此所需的保健食品种类也不同，且这类人群能够正常进食，故保健食品多为小剂量呈浓缩的形态，不能够提供额外的能量。

第三，二者所使用的原料不同。特医食品的原料应当包括蛋白质、脂肪、碳水化合物及各种维生素、矿物质等，且对各营养素的含量有严格要求，用以满足目标人群全部或部分的营养需求；保健食品的原料种类繁多，且原则上不提供热量。

十、常用润肺的日常食疗方

在治疗 TB 的过程中，除了药物治疗外，食疗同样占据重要地位。饮食调养能够为患者提供丰富的营养，增强机体抵抗力，有益于身体的康复。首先，患者应选择具有杀灭 MTB 效果的食物，如大蒜、白果、百部等。其次，由于患者较

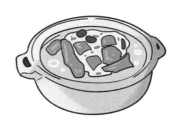

易消瘦，应增加营养，选择具有补益作用的食物，如鳖肉、龟肉、老鸭、猪肺、羊肺、鸡蛋、牛奶等。此外，因患者本质上属阴虚，应选用如鲜藕、梨、百合、银耳、蜂蜜、豆制品、山药、罗汉果等具有滋阴作用的食物。需要注意的是，应尽量避免食用烟酒、辛辣、香燥、肥甘厚腻，以及苦寒、寒凉的食物。

1. 木瓜燕窝粥

原料及做法：燕窝 10 g，木瓜、枸杞子等适量，共熬成粥。

功效：补气润肺，滋阴润燥。

2. 莲子百合瘦肉粥

原料及做法：莲子 50 g，百合 50 g，猪瘦肉 250 g 切块，加水煲汤。

功效：莲子味甘、涩，性平，归心、脾、肾经，能养心、益肾、补脾、涩肠；百合味甘、微苦，性平，入心、肺经，有润肺止咳、养阴清热、清心安神、益气调中等功效。

3. 桑叶煎

原料及做法：嫩桑叶 30~60 g，水煎服。每日 2~4 次。

功效：止咳化痰。

4. 川贝母蒸梨

原料及做法：雪梨或鸭梨 1 个，川贝母 6 g，冰糖 20 g。将梨于柄部切开，挖空去核，将川贝母粉装入雪梨内，用牙签将柄部复原固定。放大碗中加入冰糖和少量水，隔水蒸半小时左右。将蒸透的梨和其中的川贝母一起

食用。

功效：止咳化痰。

5. 宁嗽定喘饮

原料及做法：山药50 g，甘蔗汁50 mL，酸石榴汁20 mL，鸡子黄1枚。先将山药洗净，切成小块，加入水200 mL，煎至100 mL，取汤汁备用；将甘蔗汁、酸石榴汁一同放入锅内，武火煮沸后，调入煮好的山药汁，改用文火继续煮5 min，调入鸡子黄，稍煮片刻即可。徐徐饮服，每日2次。

功效：滋阴润肺，止咳平喘。

按语：山药味甘，性平，具有补脾养胃、生津益肺之功；甘蔗味甘，性平，可生津止渴、和中宽膈；酸石榴性温，味甘、酸、涩，具有生津止渴的功效；鸡子黄味甘，性平，能滋阴润燥。四物合用，滋阴润燥之效颇佳，可用于肺阴亏虚日久、咳嗽无痰者。

6. 双参蜜耳饮

原料及做法：西洋参10 g，北沙参15 g，白木耳10 g。白木耳水发后将西洋参、北沙参放入与白木耳一起加足水，武火烧热，文火慢炖，待汤稠时加入蜂蜜调匀即可。可随意饮用。

功效：益气养阴润肺。

十一、为什么都出院回家了，却还要患者与家属分餐？

分餐其实是对患者和家属双方共同的保护。抗结核治疗是一个长期的过程，患者达到出院标准不代表治愈了，其仍需在家中进行巩固治疗，部分患者可能在此阶段出现病情加重或反复。因此，建议患者出院后仍坚持分餐制，以免传染给家属。同时，由于患者治疗期间抵抗力弱，家属也可能将其他病菌传染给患者，造成MTB和其他病菌合并感染。在完成预定疗程、所有体征和指标都转为正常后，再考虑恢复至合餐。事实上，分餐制比合餐制更有利于减少病菌的传播，平常在家也更应该提倡分餐制。同时，应按要求消毒，保证睡眠，适度进行户外活动，戒烟酒，坚持随访和复查。

第七章　结核病患者的运动和心理康复

一、生命在于运动——结核病患者要动起来

对于 TB 患者，运动和营养、休息一样非常重要。大量研究已经证实，无论 TB 患者在康复期还是在治疗期，适量运动是安全的，并且有许多益处。因此，运动也可以说是一种积极的"休息"。

1. 运动的好处

TB 患者适量运动的好处包括：提高体能及生活质量，减轻乏力症状；改善情绪，缓解焦虑和抑郁；改善食欲及睡眠；提高免疫力；改善肌肉力量，减少由不活动导致的肌肉消耗；增加骨密度，降低骨质疏松的风险（骨质疏松更容易骨折）；改善腿部血液循环，降低血栓风险；改善平衡，降低跌倒和骨折的风险；降血脂及降低心脏病发生的风险；增强自尊，减少日常生活中对别人的依赖等。

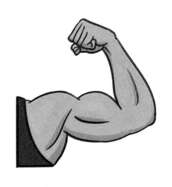

2. 运动方案

鼓励 TB 患者适度的运动有利于改善体能，减少肌肉丢失，提高治疗的耐受性。每天至少进行中等强度的身体活动 30 min（如快步走、跳舞、打球

等），每周累计 150 min，包括隔天 1 次的力量训练，同时应注意将运动融入日常生活中，避免久坐的生活方式，坐 1 h 起来活动一下，每日累计的活动时间在 2 h 以上。如果体力较差，也可以每天散步 10~15 min，循序渐进，也会对改善体能有帮助。运动前最好做热身运动 2~3 min，以减少运动损伤。运动结束后进行拉伸 15~30 s，有利于放松肌肉，减少肌肉酸痛。体力较差或长期卧床的患者应尽量每隔 1~2 h 起来活动一下，翻翻身、抬抬胳膊，甚至家属帮忙捏捏腿都有助于减少肌肉萎缩。TB 患者运动时应注意量力而行，循序渐进，避免运动过度。

二、适合结核病患者的运动

不建议剧烈运动，适合 TB 患者的运动有快步走、太极拳、广场舞、游泳、骑车、瑜伽、双人网球、划船等。可邀请朋友、家属和同事一起锻炼。建议使用图表、手机 APP 等记录锻炼进度，并对取得的进步进行自我奖励。

虽然在 TB 的治疗过程中身体活动有很多好处，但每个人的运动计划应该在安全、有效和愉快的基础上进行。如果患者平时没有运动的习惯，则建议从拉伸和简短、缓慢的行走开始。如果患者有骨转移、骨质疏松症、关节炎、冠心病、神经受损、白细胞计数低、电解质紊乱、重度贫血等并存疾病，则建议和主治医生充分沟通，并且在专业人士的指导下制订个体化的运动计划，包括运动类型、频率、持续时间及强度等，以减少运动损伤的风险。

不要空腹运动，锻炼前半小时或 1~2 h 内进食 25 g 碳水化合物（一个水果或一片面包）和 6~10 g 蛋白质（200 mL 酸奶或 1 包营养补充剂）。

锻炼时保持充足水分，小口多次饮水，出汗多时可选择运动饮料。

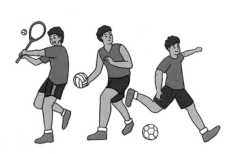

锻炼结束后 1~2 h 内（越早越好），进食更多的碳水化合物（如水果、运动饮料）和更多的优质蛋白质以补充糖原及促进肌肉合成。

有氧与抗阻运动相结合，增肌效果更好。

三、拥抱阳光、拥抱生活——结核病患者如何保持阳光心态

尽管抑郁不像是药物治疗 TB 的不良反应，但是由于 TB 的治疗时间长，具有传染性，患者在诊断期、强化期、巩固期的任何时候都会发生抑郁，也会影响患者的生活质量及治疗效果。

有人这样描述 TB 和抑郁的关系："当你或照顾你的人开始治疗时，你可能会发现自己处于情感转换器上。治愈的期望、每次成功的喜悦和使生活恢复正常的决心会与治疗失败的恐惧、活动受限的苦恼、当治疗对外貌有影响时的忧伤等情绪交替发生。抗结核药物、手术、介入疗法和激素疗法等有时也会引起不良反应，进而导致易怒和抑郁。"

管理抑郁的一般建议如下：

（1）温柔地对待自己：不要因为任何情绪而对自己发怒，这些情绪都是正常反应。

（2）倾诉：有时向信任的家属或朋友倾诉恐惧能缓解焦虑，不要害怕寻求帮助。大部分 TB 患者需要除家属和朋友外的情感上的支持，如医生、护士、心理专家等的支持。患者应学会告诉家属、朋友和医生自己的需求，咨询关于 TB 及其治疗的相关信息，并在需要时请求他们的帮助。

（3）好好照顾自己：用积极的活动充实每一天非常重要。患者可阅读喜爱的图书或听喜欢的音乐，但是不要超出体能。当生活被休息、美食、休闲娱乐、运动和有意义的工作充满时，会很容易感到充满希望。

（4）保护自己的自尊心：患者应和自己比，不和别人比，当自己有进步时就应该高兴。

（5）积极乐观：患者应对自己的健康及医学护理负责，只想好事，并相信自己足够坚强，可以战胜疾病。避免回忆不愉快的事。

（6）运动：运动可以产生让人兴奋的内啡肽，令人感到心情愉悦。和家属、朋友一起运动也有利于建立良好的社会联系。因此，运动疗法

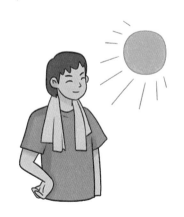

已成为预防及治疗抑郁的有效方法之一。

（7）态度很重要：我们改变不了事实，但可以改变态度；不能预测明天，但可以把握今天；无法选择疾病，但可以选择心态。

如患者有心理方面的问题也可以找心理医生咨询。

四、家属的关爱对结核病患者重要吗？

重要。

（1）绝大多数的TB是可以治愈的，一旦出现药物不良反应必须告诉主治医生，不能自行停药。有些药物要求空腹服用或顿服，不得随意更改，需要严格遵守医嘱。家属要督促患者规范用药，并定期到结核定点医院复查，观察治疗效果，监测药物反应。

（2）首先要安排好患者的起居生活。TB的治疗康复需要均衡的营养补充，但许多TB患者还同时有其他合并症，比如咯血、感染等，在饮食上应兼顾取舍。一般来说，TB患者不要吃含组胺高的海鲜、腌制食品和洋葱等刺激性食物。

（3）帮助患者建立愉悦的心境，树立战胜疾病的信心。TB患者患病后工作学习肯定受到限制，部分患者失工休学，经济收入减少，还有医疗花费，患者难免会感到情绪敏感，容易产生自卑感，严重者甚至发生抑郁。TB患者特别需要家属的体贴关怀。

五、结核病患者失眠的原因是什么？

（1）身体不适：咳嗽、咳痰、低热、盗汗、胸痛、胸闷等导致患者失眠。

（2）环境改变：患者住院后陌生环境及其他患者相互干扰改变以往的生活睡眠环境。

（3）疾病知识缺乏：担心疾病预后，缺乏TB相关知识和对自身保健的认知。

（4）忧虑病程长，家庭负担过重是大部分患者失眠的主要原因。

（5）睡眠颠倒、过分休息，白天睡觉导致夜间失眠等。

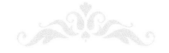

第八章 院 外 篇

一、结核病治疗期间患者的营养管理

1. 调整心情

应保持良好情绪和心态，放下包袱，尽可能恢复正常生活，作息要有规律，既不要卧床大养，也不要过度劳累，体力恢复后可以适当地运动，包括散步、打太极拳等，有利于 TB 患者的康复。

2. 增加热量摄入

要保证患者的食物供能充足，理论上应该比正常情况多，但由于疾病、手术创伤和化疗等原因，导致患者食欲差、恶心、呕吐等，满足需要比较困难。可采用少食多餐，逐渐增加，尽可能选择高蛋白质、高热量的点心或饮料进行加餐。食物制作要清淡、少盐、干稀搭配、避免香辛调料味过浓。用餐前可做些适度的活动，或食用少许开胃食物、饮料（如酸梅汤、果汁等）。若感觉疲劳，应休息片刻，待体力恢复后再进食。碳水化合物应是热量的主要来源，可按患者平时的食量而定，即使是 TB 患者也不必过分限制，应鼓励其多进食。患者合并糖尿病时，应按照糖尿病营养治疗原则制订饮食方案，碳水化合物选择低血糖生成指数的食物。合并肠结核的患者及肠道功能差的患者，摄入脂肪过多会加重腹泻，应给予较少脂肪，每日脂肪总量应少

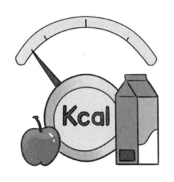

于 40 g。若 TB 患者因毒血症影响消化功能或较肥胖，膳食中脂肪不能供给太多，避免摄入过于油腻的食物。

如经饮食指导后仍不能满足日常需要量时，应在临床医师及临床营养师的指导下进行口服营养补充或管饲 EN 及 PN 支持治疗。① 为了得到足够营养，应首先考虑 ONS，即通过摄入 TB 患者专用的 ONS 来补充（满足 TB 患者低碳水化合物、高热量、高脂肪、高蛋白质、高免疫元素、强化维矿等营养需求）。② 管饲营养：如果 ONS 仍不能满足身体的需要，可能需要采用管饲来补充营养，因为鼻饲管较细，并不影响吞咽，所以管饲患者可以同时继续经口进食。多数患者在几天内可以适应管饲，少数患者需要的时间可能长一些。③ PN 支持：当患者发生完全肠梗阻、严重的呕吐或腹泻或其他影响经消化道进食等情况，可以选择 PN 支持。

3. 增加蛋白质摄入

TB 患者在后期巩固治疗时仍需增加蛋白质的摄入，每天应供给蛋白质 1.2~1.5 g/kg，蛋白质总摄入量为 80~100 g，提供热量占总热量的 15%~20% 为宜，其中优质蛋白质应占蛋白质总量的 50% 以上，如畜肉类、禽类、水产类、蛋类、奶类及大豆制品等。烹调肉类食品尽量选择烘焙、炖、水煮，而不是油炸或炭火烤的方式，不用或少食用加工肉类，如培根、腊肠、午餐肉、香肠和热狗等。部分人群由于体内缺乏乳糖酶、乳糖吸收差等，会出现饮用牛奶后腹胀、腹泻等情况，这是由乳糖不耐受所引起的，可以尝试以下方法来减轻或避免饮奶后的不适。① 可以少量多次饮奶，多数缺乏乳糖酶的人食用少量乳品（一次 50~100 mL）也并不会有什么不适。② 不空腹饮奶，将乳制品与肉类及其他含脂肪的食物同时食用。③ 用乳糖已被部分酵解的发酵乳（特别是酸奶）代替鲜乳。④ 红薯、全麦面包等膳食纤维高的食物在肠道会产生很多气体，对有乳糖不耐受的人会加重其症状，不宜同时服用。

增加热量和蛋白质的诀窍：① 除了正常的三餐，可少量多次加餐；② 可随时吃自己喜欢吃的食物；③ 隔一小段时间就用餐，不要等到感觉饿了再吃；④ 尽量每次正餐和加餐都食用高热量、高蛋白质的食物，如在加餐时可口服 EN 补充；⑤ 为了避免用餐时喝水太多，补充液体宜选在两餐之间而不是在用餐时；⑥ 把量最大的餐食安排在最饿时，如果早晨感到最饿，早餐可以吃得最多；⑦ 尝试自制或商业化生产的营养餐。

4. 多食蔬菜、水果，增加矿物质和维生素摄入

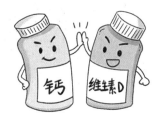

蔬菜、水果是维生素、矿物质、膳食纤维和植物化学物的重要来源，对提高膳食微量营养素和植物化学物的摄入量起到重要作用。我国居民的蔬菜摄入量低，水果摄入长期不足，成为制约平衡膳食和某些微量营养素不足的重要原因。TB 患者往往因食欲下降，摄入不足的现象更为普遍。

结核病灶的修复需要大量钙质。牛奶中钙含量高，吸收好，每日可饮牛奶 300~500 mL，增加膳食中钙的供给量，除牛奶外，豆制品、贝类、紫菜、虾皮、海产品等也是钙的良好来源。少量反复出血的肺结核、肠结核、肾结核患者常伴有缺铁性贫血，铁是制造血红蛋白的必备原料，应注意膳食中铁的补充，如动物肝脏、动物血、瘦肉类、绿叶蔬菜等。除饮食补充外，必要时可补充钙片或铁剂。TB 患者应适量补充无机盐，氯化钠摄入每日应少于 8 g，钾 1~2 g，对长期发热、盗汗的患者，可酌情适当提高。对肾结核患者给予水分，可稀释和冲淡炎性产物，有利于减少尿道刺激症状，但严重肾结核伴有肾功能衰竭时应限制水分和钠盐的摄入。应供给 TB 患者丰富的维生素，包括维生素 A、维生素 D、维生素 C 和 B 族维生素等。使用异烟肼治疗 TB 容易引起患者维生素 B_6 缺乏，应供给充足维生素 B_6。肉类、动物肝脏、鱼类、豆类坚果类如葵花籽及核桃等均含有丰富的维生素 B_6。多食用新鲜蔬菜、水果、鱼虾、动物内脏及蛋类等，鼓励患者进行日光浴或户外活动是增加体内自我合成维生素 D 的好办法。维生素 C 有利于病灶的愈合和血红蛋白的合成，帮助机体改善贫血状况，恢复健康。

研究发现，蔬菜、水果的营养与其颜色有关，深色蔬菜的营养价值一般优于浅色蔬菜。深色蔬菜指深绿色、红色、橘红色和紫红色蔬菜，尤其是富含 β 胡萝卜素的蔬菜，是 TB 患者维生素 A 的重要来源，应特别注意多摄入。深绿色蔬菜如菠菜、油菜，橘红色蔬菜如胡萝卜、西红柿，紫色蔬菜如紫甘蓝、红苋菜等，这些深色蔬菜应占到蔬菜总摄入量的一半以上。蔬菜的营养素含量除受品种、产地、季节、食用部位等因素的影响外，还受烹调加

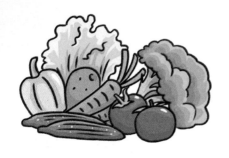

工方法的影响。加热烹调除改变食物的口感和形状外，在一定程度上会降低蔬菜的营养价值，如维生素的流失和降解。根据蔬菜特性来选择适宜的加工处理和烹调方法可以较好地保留营养物质。要先洗后切，尽量用流水冲洗蔬菜，不要在水中长时间浸泡。切后再洗会使蔬菜中的水溶性维生素和矿物质从切口处流失过多。洗净后尽快加工处理、食用，最大限度地保证营养素的摄入。① 急火快炒：缩短蔬菜的加热时间，减少营养素的损失。② 开汤下菜：水溶性维生素（如维生素C、B族维生素）对热敏感，一方面，沸水能破坏蔬菜中的氧化酶，从而降低其对维生素C的氧化作用；另一方面，加热又增加水溶性维生素的损失。因此掌握适宜的温度，水开后蔬菜再下锅更保持营养。水煮根类蔬菜，可以软化膳食纤维，改善蔬菜的口感。③ 炒好即食：已经烹调好的蔬菜应尽快食用，现做现吃，避免反复加热，这不仅是因为营养素会随储存时间延长而丢失，还可能因为细菌的硝酸盐还原作用增加亚硝酸盐的含量。

5. 吃新鲜食物，注意饮食卫生，防止感染

TB 患者的抵抗力较差，易感染、发烧，免疫功能指标降低。后期治疗中应尽可能保护机体免疫功能，保证患者体力，饮食方面要选择新鲜食物，注意食品卫生安全，防止肠道感染。新鲜食物是指存放时间短的食物，如收获不久的粮食、蔬菜和水果，或刚宰杀不久的畜、禽肉类及刚烹调的饭菜等。食物内微生物的生长繁殖、化学反应及食物自身的代谢作用都是发生变质的原因。食物变质引起的变化有 2 种：一是对人体相对无害的变质，如外观、结构和香味变化，或者营养素消耗和减少等；另一种是某些微生物大量生长繁殖产生毒素，或是食物发生油脂氧化而酸败，或某些食物发生分解反应产生有害物质等，这类变质对人体健康有害。

食品卫生安全方面，要防止食用不卫生、不合格的食物，具体措施如下。

（1）食物应充分煮熟，丢弃发霉发烂的任何食物。

（2）炊具、容器、菜板、洗碗布等接触生肉的厨房用具要保持清洁干净，保证生肉与熟食分开，保证冰箱中生肉密封保存并和即食食品分开。

（3）准备食物之前、之后及就餐前，用肥皂水或洗手液清洗双手 20 s。

（4）不要食用高风险来源的食物，包括熟食店、小卖部、路边摊。

（5）外出就餐时，尽量避免食用容易受细菌污染的食物，如沙拉、寿司、生肉、凉菜或未经烹饪煮熟的肉、鱼、贝类和蛋类食物。

（6）在削皮或切块前，用流动水彻底清洗水果和蔬菜。

（7）将易腐败食物冷藏于低于 4 ℃的低温处，以抑制细菌滋生。

（8）避免食用未经消毒处理的蜂蜜、牛奶和未经巴氏消毒的果汁。

为了更好的促进患者的营养教育，助力 TB 营养诊疗，家庭营养管理也非常重要，可以定期到营养门诊复诊，进行营养指导。

二、结核病康复人群的营养管理

1. 专业营养师制订个体化饮食计划

TB 康复人群首先应与主治医生及营养师确认有无疾病相关的饮食禁忌，可以请营养师设计一个营养均衡的饮食计划，包括热量及蛋白质等相应食物的摄入量目标、适宜及不宜的食物、不同 TB 康复期的饮食注意事项等。

2. 注意营养监测及定期咨询营养师

TB 康复人群应定期接受专业的营养指导，避免营养不良，维持健康体重，提高生活质量；建议每周监测体重，如果体重下降过快，如 1 周下降 1~2 kg 或以上，建议尽快进行营养评估。若发现确实存在营养不良，则建议进行营养 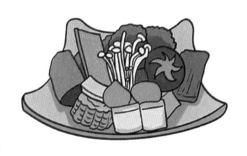 支持，包括口服营养补充或给予肠内、肠外营养支持。

3. 关注运动和心理

TB 康复人群应在专业人员的指导下，根据自身情况进行适量、规律的运动。如果发现心理问题，建议及时咨询心理医生。

三、结核病患者出院后为什么还要定期复诊及随访？

住院时医生制订了 TB 的治疗方案，治疗效果还需在过程中进行评估，

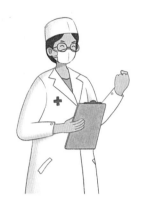

及时调整治疗方案。

治疗中的患者应每月复查痰菌，1~3个月拍摄X线胸片，以决定是否更改治疗方案。每月复查肝功能一次，对已完成疗程达临床治愈且已停药的患者，开始每3个月复查一次，以后每半年复查一次，直至3年为止。

随访：对出院患者1个月内进行电话回访，要求患者留存的联系信息要畅通及准确，回访内容包括诸多内容，如对医院各环节服务态度的满意度；对医院的就医环境、病房环境的满意度；对住院费用明细及检查、用药、收费是否合理的满意度；医务人员仪表举止的满意度；所接触的医务人员有无索礼、受贿行为；医务人员是否认真向您及家属宣教有关健康知识；是否耐心解答您提出的治疗方面的问题；对医疗护理措施是否满意放心；对本次住院治疗的效果是否满意；及对医院的建议意见等。通过电话回访登记表的填写，了解医院的各项服务是否到位，了解医院的各项管理是否完善，找到不足及时整改，日趋完善，达到为患者更好服务的目的，做好出院指导能使患者在出院后知道应该注意哪些问题，按"早期、规律、联合、适量和全程"的治疗原则提高患者的保健意识从而达到顺利康复的目的。

四、结核病患者可以外出旅游吗？

（1）具有传染性的 TB 患者在治疗期间不宜外出旅行。如果经过规律治疗，病情得到控制的话，是可以去旅行的，尽量避开热门景点、高峰时段，避免在密闭空间内开展一些娱乐项目。同时，注意不要过于劳累、预防感冒、饮食卫生、规律休息。

（2）选择何种交通方式旅行要慎重。乘飞机旅行，人体生理功能会受到一些特殊的影响，如飞行中加速度会对前庭器官产生影响，高空缺氧也会引起人体不同程度的反应。一般来说，活动期尤其是伴有空洞者、结核性胸膜

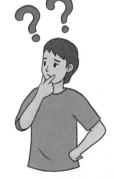

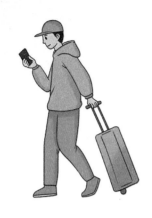

炎、肺结核合并肺大疱、纵隔气肿、严重贫血、重度感染者不宜乘坐飞机。对大多数非活动期肺结核患者来说，还是安全的。但是，在飞行期间出现呼吸困难、哮喘、胸闷、胸痛等现象时，则需要紧急吸氧。

（3）TB 患者准备旅行前，最好请示主治医生对病情做出预测。乘飞机前要保持足够的睡眠，保持良好的精神状态。

最后，在旅行中一旦出现症状，应保持警惕，立即就诊。

五、结核病患者可以养宠物吗？

TB 患者可以养宠物，但是平时需要做好室内的卫生工作。由于宠物身上脱落的毛发很容易刺激气管，诱发或者加重咳嗽症状，如果有支气管结核需要注意，应以自身实际情况出发。养宠TB 患者家庭对于宠物也应定时注射狂犬疫苗，以免 TB 患者发生狂犬病毒感染。另外，TB 患者需要在医生指导下坚持服用抗结核药物进行治疗，定期复查肝肾功能，平时注意劳逸结合。

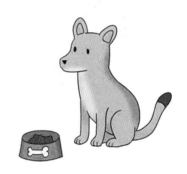

六、结核病患者治疗期间可以有性生活吗？

视病情和身体状况而定。首先，由于 TB 是慢性、消耗性、传染性疾病，每次性交时患者体力和精力的损耗均会加重其身心负担，不利于疾病的康复，因此 TB 的传染期，尤其有咯血倾向的重症肺结核患者应禁止性生活。其次，病情好转后可适当恢复性生活，但也应自觉控制性生活的频率，如青年患者每周不超过 1~2 次，中年患者每月不超过 2~3 次，老年患者每月不超过 1 次。频率不是绝对的，其原则是看第二天有无疲乏感作为指标，如果性交次日感到倦怠、腰酸乏力、食欲不振，即可认为是性生活过度，应自我调整，减少频率，或暂停性生活。此外，脊柱结核病患者需卧硬板床，腰部活动受限，必要时需改换为特殊体位或采用其他方式进行性交。

总之，夫妻双方有健康和谐的性生活可以为家庭生活增添乐趣，加深夫妻感情。适度的性交，能调节男女双方对 TB 恐惧的紧张情绪，增强双方战胜疾病的信心。性交的次数和时间应以不加重病情和患者不感到疲劳为度。因此，如果夫妇一方患有 TB，其性生活应该有所限制，其配偶应对此有所认识，双方应互相谅解，只有待 TB 痊愈或基本痊愈时才能如正常人一样过性生活。

七、结核病患者治疗期间可以怀孕吗？

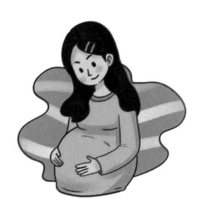

很多年轻 TB 患者经常会有"得了结核病可以备孕吗？"或者"可以怀孕吗？"的疑问，这要视情况而定。如果是女性 TB 患者在 TB 活动期是不建议怀孕的，主要原因如下：① TB 是一种慢性消耗性疾病，对孕妇影响很大，怀孕可加剧病情，增大诊断和治疗的难度。② 怀孕期间，MTB 可以通过血液造成血行播散，加上免疫力低下，可导致 TB 恶化。③ 抗结核药物对胎儿有致畸作用，MTB 可侵入胎儿体内，使胎儿感染结核。④ TB 可以使患者缺氧而致胎儿出现缺氧、营养不良，导致胎儿发育迟缓、流产、早产等。但是，如果在 TB 治愈后是可以在医生的指导下怀孕生育的。

参 考 文 献

［1］中华人民共和国国家卫生健康委员会.成人高尿酸血症与痛风食养指南［EB/OL］.2024-02-10.

［2］中国营养学会.中国居民膳食指南（2022）［M］.北京：人民卫生出版社，2022.

［3］范琳，唐细良，张哲民.临床结核病营养学［M］.北京：科学出版社，2022.

［4］柯学等.结核病的营养治疗［J］.中华结核和呼吸杂志，2020，43（1）：8—10.

［5］中华医学会结核病学分会重症专业委员会.结核病营养治疗专家共识［J］.中华结核和呼吸杂志，2020，43（1）：17—26.

［6］杨月欣，葛可佑.中国营养科学全书［M］.2版.北京：人民卫生出版社，2019.

［7］唐神结，李亮，高文，等.中国结核病年鉴（2018）［M］.北京：人民卫生出版社，2019.

［8］唐神结，高文.临床结核病学［M］.2版.北京：人民卫生出版社，2019.

［9］石汉平.口服营养补充［M］.北京：人民卫生出版社，2018.

［10］赵艳君，彭巧君.2型糖尿病合并肺结核患者营养代谢的研究进展［J］.护理研究，2018，32（6）：841—844.

［11］许静涌，等.营养风险及营养风险筛查工具营养风险筛查2002临床应用专家共识［J］.2018版.中华临床营养杂志，2018，26（3）：131—35.

［12］中国营养学会，肿瘤患者家庭营养支持手册［M］.北京：北京大学医学出版社，2018.

图书在版编目（CIP）数据

结核病与营养 : 结核有养, 助力健康 / 陈薇 , 范琳 ,
丁芹主编 . -- 上海 : 上海科学普及出版社 , 2024. 8.
ISBN 978-7-5427-8824-5

Ⅰ. R52

中国国家版本馆 CIP 数据核字第 2024B48701 号

责任编辑　陈星星
整体设计　楼友洋

结核病与营养

——结核有养, 助力健康

陈　薇　范　琳　丁　芹　主编

上海科学普及出版社出版发行

（上海中山北路 832 号　邮政编码　200070）

http://www.pspsh.com

各地新华书店经销　上海盛通时代印刷有限公司印刷
开本 720×1000　1/16　印张 5.5　字数 88 000
2024 年 8 月第 1 版　2024 年 8 月第 1 次印刷

ISBN 978-7-5427-8824-5　定价：48.00 元